DE L'INFLUENCE

DE

L'ANATOMIE PATHOLOGIQUE

SUR LES PROGRÈS DE LA MÉDECINE,

Depuis Morgagni jusqu'à nos jours ;

MÉMOIRE AUQUEL L'ACADÉMIE ROYALE DE MÉDECINE A DÉCERNÉ, DANS SA SÉANCE PUBLIQUE DU 9 AOUT 1836 (CONCOURS PORTAL), LA GRANDE MÉDAILLE EN BRONZE DU FONDATEUR DU PRIX, ET UNE MENTION HONORABLE;

Par SAUCEROTTE (Constant),

D. M. P., Membre correspondant de l'Académie royale de Médecine ;
de la Société impériale des Naturalistes de Moscou ;
de la Société Physico-médicale de la même ville ;
des Sociétés de Médecine de Bruxelles, Dijon, Caen, Metz ;
de la Société royale académique de Nancy ;
auteur de plusieurs Mémoires couronnés.

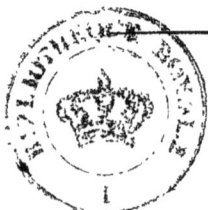

PARIS,

CHEZ J. B. BAILLIÈRE,

LIBRAIRE DE L'ACADÉMIE ROYALE DE MÉDECINE

RUE DE L'ÉCOLE-DE-MÉDECINE, N° 13 bis.

LONDRES, MÊME MAISON, 219, REGENT-STREET.

1837.

Extrait des *Mémoires de l'Académie royale de Médecine*, T. VI.

DE L'INFLUENCE

DE

L'ANATOMIE PATHOLOGIQUE

SUR LES PROGRÈS DE LA MÉDECINE,

Depuis Morgagni jusqu'à nos jours.

PREMIÈRE PARTIE.

CHAPITRE PREMIER.

Coup d'œil sur l'état de la science à l'époque où parut Morgagni.

Quelle a été l'influence de l'anatomie pathologique sur les progrès de la médecine depuis Morgagni jusqu'à nos jours?

Si l'on veut avoir l'intelligence complète de cette question, il faut nécessairement jeter un coup d'œil sur l'état général de la science à l'époque où cette branche importante des connaissances médicales prit son essor et commença à planer sur toutes les recherches. Comment, en effet, mesurer le chemin parcouru si l'on ne connaît le point de départ?

De même, on n'aurait de cette époque, comme de toute autre, qu'une idée bien étroite si l'on ne recherchait quelle était alors la marche générale de l'esprit humain et le caractère de la philosophie dominante (1).

C'est à Bâcon, c'est à Descartes qu'il faut remonter si l'on veut comprendre la filiation des idées et des doctrines au dix-septième

---

(1) Ou, si l'on aime mieux, de l'*esprit philosophique* en faveur. Qu'on veuille bien me permettre à ce sujet quelques réflexions nécessaires au développement de ma pensée. Il m'a toujours semblé qu'en déplorant, comme on le fait souvent, l'alliance de la médecine et de la philosophie; en voulant *soustraire*, comme on dit, l'une à l'autre, on méconnaissait la nature du lien intime qui rattache les destinées de l'une aux destinées de l'autre. 1° Il y a d'abord de cette communauté de destinées une raison commune à toutes les autres sciences : qu'est-ce en effet que la philosophie dans le sens où nous prenons ce mot, c'est-à-dire dans sa plus vaste compréhension), si ce n'est l'ensemble des procédés généraux par lesquels l'esprit humain arrive aux diverses classes de vérités physiques, ontologiques, morales? Et qu'est-ce qu'une science, sinon l'application de tel ou tel de ces procédés à tel ou tel ordre de phénomènes? Or, puisqu'il n'y a qu'un certain nombre de procédés possibles pour l'esprit humain, ils devront nécessairement se retrouver les mêmes dans toutes les sciences; et comme la philosophie n'est autre chose que la *formule générale*, dont les autres branches de nos connaissances ne sont que des *applications particulières*, selon que tel ou procédé prendra plus de faveur en philosophie, selon que telle solution sera préférée à telle autre, des procédés semblables, des solutions parallèles prédomineront dans chacune de ces branches, greffées sur un tronc commun, l'esprit humain.

2° Une autre raison, plus particulière à la médecine, c'est l'étroite alliance, selon les uns, l'identité, selon les autres, du principe pensant et du principe matériel dans l'homme; d'où la nécessité de rattacher l'un à l'autre; d'où une physiologie commune à plusieurs égards. Soit en effet que l'organisme se trouve sous la dépendance d'une force immatérielle, ou qu'il n'y ait dans l'homme qu'un ordre de faits, les faits physiques, on sent que l'une ou l'autre de ces solutions réagira nécessairement sur la science de l'organisation, et que du *matérialisme* et du *spiritualisme*, les deux termes du dilemme philosophique, sortiront nécessairement le *vitalisme* et l'*organicisme*, les deux termes du problème médical.

et au dix-huitième siècles. On ne saurait séparer ces deux grands noms, qui eurent chacun leur part d'influence, mais en deux sens différens, sur le mouvement général des esprits. A Bâcon le monde physique, à Descartes celui de la pensée. L'illustre chancelier devait donc, par l'objet même de ses méditations, exercer sur la médecine une influence plus grande que son émule. En prenant pour guide l'*observation*, l'*expérimentation*, l'*induction*, il avait tracé la méthode qui devait assurer aux sciences naturelles leurs immenses progrès, et ce bel adage « *Naturam sequi, quæ nisi parendo vincitur* », conduisait Harvey, Toricelli, Galvani, Boyle, Halley, Newton à leurs sublimes découvertes.

Ce serait ignorer néanmoins les lois de l'esprit humain, et notre double tendance, née de notre double nature, que de méconnaître l'influence que Descartes, lui aussi, exerça sur les destinées de la médecine, non seulement par ses excellens préceptes sur la *méthode* et par son *doute philosophique*, mais par la nature même de ses doctrines spiritualistes; c'est ce que nous chercherons à démontrer.

Trois grandes renommées se disputaient alors le sceptre médical : Stahl, Boerhaave, Hoffmann.

L'*animisme* de Stahl, c'est la personnification physiologique du cartésianisme. Dans cette doctrine médico-psychologique, où l'organisme, affranchi des lois qui régissent la matière brute, est soumis à un agent immatériel, ne reconnaît-on pas l'empreinte profonde des doctrines spirituelles qui refusaient toute force à la matière ?

Le Stahlianisme, accueilli avec faveur en Allemagne, cette terre classique du mysticisme, n'eut qu'un faible succès de prosélytisme en France; il dut même subir, pour s'y naturaliser, certaines transformations à la faveur desquelles il pût passer pour un hippocratisme perfectionné; on voit que nous parlons du *vitalisme* de l'école de Montpellier (1).

(1) Ce qui distingue surtout les vitalistes des animistes, c'est que leur *principe*

La maladie, dans cette doctrine, était une lutte entre la nature conservatrice et la cause morbifique. Seconder les efforts de la nature défaillante ou opprimée; plus souvent rester spectateur de ceux qu'elle suscitera pour la guérison, telle était la base fondamentale de toute thérapeutique. On adressait des remèdes aux forces primitives de l'organisme, sans s'inquiéter des tissus sur lesquels on les déposait. Le dédain qu'affectait cette école pour les recherches anatomiques, dut nuire singulièrement aux progrès de ses études. Néanmoins le vitalisme rendit un service incontestable à la science, en luttant contre l'envahissement des théories mécaniques et chimiques qui faillirent dominer le monde médical tout entier, et en prouvant que la médecine n'est pas une simple branche de la physique.

Cette application exagérée des principes de mécanique, de chimie, d'hydraulique à l'économie animale, prenait sa source dans ces préoccupations que ne manquent jamais de faire naître les idées nouvelles ou de grandes découvertes. Les immenses progrès des sciences physiques depuis Bâcon, avaient fait croire qu'il n'est pas de limites à leur accroissement, et qu'on pouvait trouver là l'explication des phénomènes physiologiques, vainement demandée par d'autres à la métaphysique. Ainsi l'ardeur avec laquelle on cultivait la chimie avait, au dix-septième siècle, donné naissance aux théories chimiques, et l'école iatro-mathématicienne dut la sienne à la faveur qui entourait la physique expérimentale : préoccupations bien puissantes, puisque Boerhaave, Hoffmann ne surent pas s'y soustraire. Cependant Hoffmann, en faisant du corps de l'homme une mécanique d'un ordre supérieur, cherchait à opérer une fusion entre les animistes et les mécaniciens (1). S'il tomba dans de grandes erreurs, il eût du

vital n'agit pas d'une manière réfléchie, d'après une impulsion libre et spontanée, comme l'*âme*.

(1) Conception profonde à laquelle le *panthéisme dynamique* de Leibnitz ne me semble pas avoir été étranger. Je soumets cette vue aux personnes quelque peu familières avec les doctrines de ce grand philosophe.

moins la gloire de préparer Haller et ses beaux travaux sur l'irritabilité. D'ailleurs sa pratique valait mieux que sa théorie, comme le prouve bien le recueil de ses observations et de ses consultations, qu'on lirait encore aujourd'hui avec fruit s'il n'était passé de mode de lire.

C'est une justice qu'il faut rendre aussi à Boerhaave, dont la doctrine, composée d'emprunts faits au cartésianisme, au chimisme, au mécanisme, manquait de cette unité philosophique qui seule donne force et vie aux systèmes. Aussi tout cet échafaudage de pièces rapportées dut-il se disjoindre dès que la main de l'architecte qui seul en connaissait les rapports, ne fut plus là pour le soutenir. Cependant le Boerhaavisme conserva une assez grande faveur jusqu'à la fin du dix-huitième siècle, grâces surtout à son commentateur Van-Swiéten, à Gaubius, l'un des derniers fauteurs de cette pathologie humorale, à laquelle Stoll sut aussi donner quelque vie à la fin du dix-huitième siècle, et qui, vers la même époque, trouva dans Cullen un si dangereux adversaire. Cullen donna plus de précision et d'extension au solidisme d'Hoffmann; il prit pour base de sa théorie l'action du système nerveux dans l'organisme. Quoiqu'il ne fît point école, à proprement parler, ses idées, modifiées par Brown et par Pinel, exercèrent un grand ascendant sur le monde médical.

Cependant les préceptes de Bâcon portaient leurs fruits. Bien qu'un enthousiasme irréfléchi eût faussé l'application des sciences physiques à la physiologie, leurs immenses progrès ne devaient pas moins finir par jeter un vif reflet sur la science de l'homme, qui, pour être étudié philosophiquement, demande qu'on connaisse d'abord l'action des agens au milieu desquels il vit, modifié par eux comme ils sont modifiés par lui. L'anatomie, cette base éternelle de l'édifice médical, avait grandi sous le scalpel des Aselli, des Pecquet, des Glisson, des Warthon, des Willis, des Ruysch, des Vieussens, des Malpighi. Haller ouvrait le champ aux expérimentations physiologiques. Enfin l'esprit d'observation prenait de plus en plus faveur; il inspirait de beaux génies. Les

Sydenham, les Baglivi, les Morton et les hippocratistes du dix-huitième siècle rivalisaient avec les chefs d'école et donnaient d'excellens modèles de description.

Il y avait donc progrès, c'est incontestable; et cependant quelle était déplorable la pratique commune de ce temps, y compris même la dernière moitié du siècle qui vient de s'écouler! On se croirait à cent ans en arrière!... C'est qu'il n'est pas donné au vulgaire de suivre le génie dans son rapide essor; il s'attache à ses traces; mais ce n'est que long-temps après lui qu'il entre en possession des mêmes vérités. Hormis pour ces esprits d'élite, qui planent au dessus de leur siècle, le dévancent, pressentent en quelque sorte les découvertes d'un autre âge, quel inextricable dédale que cette pathologie formée de lambeaux empruntés au mécanisme, au vitalisme, et à ce vieux Galénisme qui, enraciné dans les préjugés du vulgaire, n'avait pu encore être entièrement extirpé de la science! Comment se reconnaître dans ce pêle-mêle de maladies tirées, les unes des symptômes, les autres des causes; celles-ci de la marche, celles-là du traitement; quelques unes de la contagion, un grand nombre des humeurs excrétées (1)? Auriez-vous trouvé dans une lecture patiente et assidue des auteurs depuis Hippocrate jusqu'à Boerhaave, les élémens d'une doctrine que vous puissiez prendre pour point de départ, pour boussole dans la pratique? Quelles vérités pratiques tiriez-vous de tant de stériles méditations sur l'essence du principe vital, la force de résistance vitale, la force de situation fixe?... Quel vague résultat dans votre esprit de tous ces principes opposés, de ce choc discordant des écoles empirique, mécanique, animiste?...

Que si vous cherchiez uniquement dans la pratique ce fil conducteur d'Ariadne s'échappant sans cesse de vos doigts, vous observiez beaucoup de malades, mais peu de maladies; en un mot,

_____

(1) Sauvages dit ingénument à cette occasion « que si l'on se trouve dans un cruel embarras, on a du moins la consolation de le partager avec ceux qui sont nouveaux dans la pratique. » (*Nosol. méthod.*, trad. de Gouvion.)

vous tombiez dans l'empirisme. On a beau dire que les esprits sages, prenant pour modèle Hippocrate leur maître, et pour *criterium* l'observation clinique, se préservaient ainsi de toute cause d'erreur et faisaient la seule médecine éternellement vraie; j'ai infiniment de respect pour la médecine d'observation; mais de deux choses l'une :

Ou vous tirerez vos indications thérapeutiques de l'expérience, soit par vous, soit par d'autres; de l'utilité de tel ou tel remède pour tels ou tels symptômes, et alors vous ne serez qu'un empirique;

Ou vous les puiserez dans l'idée que vous vous formez, d'après les données de l'observation, du siége et de la nature des maladies; or cette idée, si vous ne la faites sortir de l'examen nécroscopique, vous l'emprunterez nécessairement à une théorie quelconque sur les forces primordiales de l'organisme, et vous retomberez inévitablement dans le cercle dont vous prétendiez sortir (1). On ne peut, en effet, composer une science de faits isolés sans rapports; ils n'ont de valeur scientifique que par leur association, par leurs combinaisons entre eux; force est donc de les théoriser, ou du moins d'en tirer quelques formules plus ou moins générales. En tout temps sans doute on a vu de grands praticiens faire une bonne médecine, en déduisant, par analogie, de l'analyse des symptômes la nécessité d'employer tel ou tel remède dont l'expérience leur avait démontré l'efficacité; mais comme l'appréciation des cas où ces remèdes étaient indiqués et le moment où il fallait les administrer étaient une affaire de tact; comme d'ailleurs, dans une pathologie qui négligeait la considération des altérations organiques, les maladies étaient trop mal caractérisées pour qu'on ne fût pas exposé à les confondre, c'était là le résultat d'une expérience personnelle, d'un emploi habile et prudent de l'induction, dont ces grands observateurs tiraient leurs

_____

(1) Hippocrate lui-même et ses sectateurs n'ont-ils pas aussi leur théorie? n'admettent-ils pas une matière morbifique, susceptible de coction, et dont l'élimination, si elle ne s'opère pas par les efforts de la nature, réclame les secours de l'art?

succès pratiques , mais qui ne pouvait, pas plus que leurs talens·, passer dans le domaine public.

Voilà comment les faits étaient étouffés naguère sous les fausses théories dont le grand nombre des esprits étaient imbus ; les indications thérapeutiques tirées le plus souvent des erremens de l'humorisme. Et en effet ceux même dont les théories s'éloignaient le plus de cette doctrine, ne voyaient-ils pas dans le désordre des fonctions une influence maligne exercée sur les nerfs par des matières viciées, ou bien n'accusaient-ils pas la faiblesse des mouvemens organiques, l'épuisement des forces mécaniques? d'où la stagnation du sang et des humeurs, d'où la nécessité de tonifier et d'évacuer. L'action primitive de la bile dans une foule de maladies, la putridité du sang, certaines altérations de sécrétions comme causes primitives de plusieurs maladies, n'étaient-elles pas des opinions généralement admises?

C'est quand on lit les nosologistes qui tentèrent de régulariser ce cahos ; quand on compare les ouvrages écrits il y a un demi-siècle, avec ceux qui sont sortis de la plume de nos contemporains, que l'on sent toute l'importance du rôle que joue l'anatomie pathologique dans la science des maladies, et notre impuissance à rien fonder si nous ne nous appuyons sur cette pierre angulaire de la science.

Quel était donc le remède à ces erreurs? Où était le vice caché qui paralysait les productions de tant de beaux génies ? C'est que de la considération des phénomènes extérieurs des maladies on s'était élevé de prime abord à celle des forces primitives qui régissent l'organisme, sans s'arrêter aux lésions des organes qui forment le lien nécessaire entre les premières et les secondes, l'anneau intermédiaire sans lequel les deux extrémités de la chaîne ne sauraient se rejoindre. C'était une analyse qui, partie des faits, les avait abandonnés chemin faisant, et ne pouvait arriver qu'à une fausse synthèse.

Qu'est l'observation, s'écriait Bichat, si l'on ignore le siége du mal? Ce mot dit tout.

Sans cette condition, en effet, l'observation n'est plus que de l'empirisme, la théorie un amagalme d'hypothèses hétérogènes, tour à tour empruntées aux idées le plus en faveur dans les divers ordres de nos connaissances. Il fallait donc que la médecine entrât dans une voie nouvelle : un homme la lui fraya.... Homme illustre, dont le nom restera à jamais attaché à cette grande régénération scientifique, Morgagni !

Sans doute, il faut faire entrer pour quelque chose dans l'espèce d'oubli où nos prédécesseurs laissèrent les recherches nécroscopiques, les difficultés de tout genre, matérielles et morales, dont cette étude était alors entourée. D'ailleurs, il serait injuste de dater de la fin du dix-huitième siècle l'anatomie pathologique, sinon comme science, du moins comme instrument d'investigation dans les maladies. Ainsi le grand Vesale lui-même s'occupa spécialement de ce genre de recherches ; Marcellus-Donatus, Fernel, Salius-Diversus, Dodoens, Plater, Foreest, Glisson (1), Tulpius, Van-der-Wiel, en firent sentir l'importance. Schenck le premier, dans un ouvrage spécial trop peu cité, recueillit laborieusement les matériaux connus de son temps, et compulsés jusque dans les annales les plus reculées de l'art. Si ces travaux ne portèrent pas leurs fruits, c'est que les hypothèses tour à tour en faveur exerçaient leur fascination ordinaire sur le grand nombre, qui trouvait plus d'attrait dans des explications toutes faites, que dans ces terribles secrets qu'il fallait arracher à la mort. Les autopsies n'étaient pas pratiquées d'ailleurs avec assez de soin pour renverser des faits vus à travers le prisme des théories, et dans une

___

(1) F. Glisson donna même aux praticiens de son temps d'excellens préceptes sur la prudence avec laquelle il convenait d'induire dans les recherches nécroscopiques : - « Non temerè ex unius aut alterius corporis inspectione pronuntiandum est, et mul- »tiplici seduloque facto experimento, distinguendum priùs est quæ perpetuò, quæ »plerumquè quæ, frequenter, quæ rarò in dissectis ab eodem morbo occumbenti- »bus occurrant ; enimverò sciendum est quicquid non perpetuò adest in corporibus »affectis, eodem morbo exstinctis, ad primam id intimamque ejus essentiam spectare »non posse. » *Lib. de rachit.*

ignorance fort grande des lois de la physiologie positive (1).
Ajoutons aussi que l'esprit de superstition et de crédulité qui régnait à cette époque, entraîna souvent la plupart des observateurs
à ne relater que les cas rares, extraordinaires, fabuleux même,
dans lesquels ils trouvaient un aliment à leur amour du merveilleux, sans s'inquiéter le plus souvent d'en vérifier l'existence ou
même la possibilité. Quant aux altérations que produisent les
maladies les plus fréquentes, c'était chose trop commune pour
qu'on s'en occupât.

Cette déplorable direction se retrouve encore dans quelques
observateurs du dix-septième siècle (2). Nonobstant les bons modèles offerts par Baillou, par Baglivi, par Willis, on indiquait
les lésions plutôt qu'on ne les décrivait ; on confondait les altérations les plus hétérogènes sous des termes génériques, vagues.
Les circonstances accessoires, et les plus indifférentes à la terminaison de la maladie, étaient regardées comme causes de mort (3).

Le *Sepulchretum* marque, pour l'anatomie pathologique, une
nouvelle période caractérisée par des recherches plus rationnelles,
par une critique plus sévère. Si Bonet écrivit trop souvent sous
l'influence des théories dominantes, s'il mit peu d'esprit philosophique et de hauteur de vues dans ses immenses recherches, du
moins y apporta-t-il une exactitude inconnue à ses devanciers, et
chercha-t-il à tirer des conséquences pratiques des faits qu'il re-
late. Son ouvrage fit sentir mieux qu'aucun autre tout le parti
que l'on pouvait tirer de l'anatomie pathologique. N'eût-il d'autre
titre que celui d'avoir inspiré le traité *De sedibus et causis
morborum*, c'en serait assez pour sa gloire.

Morgagni, en s'efforçant de rattacher les symptômes aux lé-

(1) Ainsi Sylvius, cet apôtre de l'humorisme absurde, était cependant le médecin de son temps qui ouvrait le plus de cadavres.

(2) Témoin Th. Bartholin, dans lequel on trouve des observations sous ce titre :
Homo ex caprâ genitus, ovum peperit, mulier, glis à puerperâ editus, etc.

(3) Bermet, par exemple, attribue la mort des phthisiques à l'adhérence des poumons avec la plèvre.

sions organiques dont ils sont l'expression, comprit toute la portée
de la science nouvelle. C'est là ce qui distingue surtout l'immortel ouvrage du disciple de Valsalva, des travaux analogues entrepris avant lui. Nul autre n'avait d'ailleurs offert une masse aussi
imposante de faits authentiques, décrits avec une clarté, une
exactitude aussi parfaite, rapprochés avec une sagacité aussi rare,
une érudition aussi patiente. Sans doute, à l'époque où écrivit le
célèbre médecin de Padoue, les difficultés de la tâche n'étaient
plus les mêmes qu'auparavant, les écueils étaient moins nombreux.

On ne trouvait plus cet amour du merveilleux, ces préjugés ridicules, cette physiologie grossière qui déparent la science au
seizième et même au dix-septième siècle. Néanmoins, si l'on réfléchit que l'anatomie de texture était encore à naître, que la physiologie expérimentale était à peine au berceau, on comprendra
que Morgagni a fait tout ce qu'il pouvait faire. Quant aux lon-
gueurs, aux répétitions, aux vices de méthodes, imperfections
auxquelles toute œuvre humaine paie son tribut, qui ne serait
tenté de dire avec le poète : *ubi plura nitent*.....

Quoi qu'il en soit, on put voir dès lors d'où viendrait la lumière,
et la médecine data d'une nouvelle ère.

La France surtout était appelée à jouer le premier rôle dans
la période qui allait s'ouvrir. Remarquons, en effet, combien la
tendance générale des esprits y favorisait les études anatomiques.
Les doctrines sensualistes y étaient arrivées par degré à l'empire
universel; et, de même qu'on croyait pouvoir tirer toute morale
du *Traité des sensations*, on devait, *à fortiori*, penser que
la science de l'homme malade est tout entière dans les livres
d'anatomie pathologique. Le sensualisme avait ses historiens, ses
politiques, ses moralistes, ses physiologistes ; comment n'aurait-
il pas eu ses pathologistes? Il imprégnait tous les esprits, comment n'aurait-il pas obtenu faveur chez des observateurs voués
à l'étude de l'homme physique?

Je ne juge pas, je constate des faits; et s'il est vrai que sous
l'influence de cette impulsion générale qui, par une sorte de

réaction contre le passé, entraînait les esprits vers la considération exclusive des phénomènes purement matériels, on ait trop
perdu de vue les phénomènes vitaux auxquels ils sont subordonnés, c'est là peut-être qu'il faut en chercher la raison.

Nous venons de voir quel était l'état général de nos connaissances à l'époque où l'anatomie pathologique fit son avénement
dans le monde médical. Voyons maintenant ce que la science de-
vint entre les mains des observateurs qui marchèrent sur les traces de l'illustre Morgagni.

CHAPITRE II.

*De l'influence qu'a eue l'anatomie pathologique sur la con-
naissance du siége des maladies.*

Considérée sous le point de vue pratique, la médecine se ré-
sume tout entière dans la pathologie ; *la maladie*, tel est le
point central vers lequel viennent converger tous nos efforts ;
connaître la maladie, afin d'y rémédier, tel est le but que se propose essentiellement, et avant tout, celui qui a accepté cette
haute mission, que l'on a cru suffisamment caractériser en la
désignant l'*art de guérir*.

Connaître une maladie, c'est en savoir *le siége* et *la nature*.
Nous ne concevons pas plus une affection morbide quelconque
sans un siége, que la digestion sans l'estomac, la vision sans l'œil.

N'est-ce pas, en effet, dans les organes qu'elle existe, et si l'on
ne connaît pas les organes malades, comment connaîtra-t-on les
maladies?

Nous disons plus : c'est qu'en tout temps la recherche de leur
siége a été nécessairement le point de départ de toute pathologie.
S'il est vrai que l'époque actuelle ait, la première, senti toute
la portée du principe de la localisation, c'est en ce sens, qu'entrée
dans les voies plus physiologiques du solidisme, elle a su rapporter
la plupart de nos affections morbides à tel ou tel organe, les cir-

conscrire dans certaines limites posées par l'anatomie pathologique. Nos devanciers considéraient, il est vrai, une foule de ces
affections comme attaquant l'économie en général ; mais ils n'en
plaçaient pas moins le siége primitif, tantôt dans le sang, dans la
bile ou les autres humeurs, tantôt dans tel ou tel appareil chargé
de l'élimination de la matière morbifique ; la réaction de cet appareil constituait donc un des élémens fondamentaux de nos maladies. Or, agrandir leur siége, était-ce nier qu'elles en eussent
un ? S'ils tombèrent à cet égard dans de profondes erreurs, c'est
qu'ils avaient demandé à une fausse physiologie, à une étiologie
absurde, des connaissances que l'investigation cadavérique pouvait seule leur donner.

Ainsi c'était de la mauvaise physiologie que faisaient les mécaniciens lorsqu'ils étaient occupés à désobstruer des vaisseaux mé-
caniquement engorgés ; c'était de la mauvaise physiologie que
faisaient les humoristes lorsque, ne voyant que dans la mixtion
l'équilibre des humeurs, les conditions normales de la vie, ils attribuaient toutes les maladies à leur dégénérescence âcre, acide,
alcaline, etc. Et de quel secours aurait-elle pu leur être cette
pseudo-science qui, formulant *à priori* des lois générales sous le
niveau inflexible desquelles elle prétend faire plier tous les faits,
sacrifie, pour sa plus grande commodité, tous ceux qui résistent,
prend tour à tour la livrée du galénisme, du chimisme, de l'animisme, du mécanisme (1) ?

L'*étiologie* pouvait-elle leur être d'une utilité plus grande dans
la recherche du siége des maladies ? Pas davantage ; eût-elle été
même aussi rationnelle qu'elle était mensongère. D'abord, quant
aux modificateurs généraux de l'organisme, mieux connus depuis
les progrès récens de la physiologie expérimentale, ils contiennent si rarement en eux-mêmes la raison suffisante des phénomènes qui suivent leur action, qu'ils n'ont qu'une importance

(1) La physiologie en effet, tour à tour mécanique, chimique, métaphysique,
physique, n'est devenue *organique* que depuis les progrès récens de la science.

bien secondaire. Que nous apprennent-ils en effet sur la prédisposition qui joue le principal rôle sur le degré et l'intensité de la
réaction organique qu'ils produiront? Ne voyons-nous pas le
même modificateur occasioner les maladies les plus disparates?
Sans doute, si nous pouvions atteindre directement et par la
seule contemplation des phénomènes extérieurs des maladies, leur
cause intime, leur ultime raison d'être, toute autre recherche
deviendrait inutile ou du moins fort accessoire; mais par malheur il n'en est pas ainsi, et s'il nous est jamais donné d'arriver
là, ce ne sera qu'après avoir exploré, sillonné dans tous les sens ce
vaste domaine de l'anatomie pathologique laissé inculte par nos
devanciers.

Si l'étiologie, si la physiologie étaient impuissantes à éclairer
nos devanciers sur le siége des maladies, pouvaient-ils en demander la connaissance à la symptomatologie?

Il y a deux ordres de symptômes : les uns proviennent du trouble immédiat qu'éprouve dans ses fonctions l'organe lésé; les
autres du dérangement produit dans les appareils sur lesquels cet
organe réagit; car tout organe a, comme l'a dit un critique spi-
rituel, ses fonctions *publiques* et *privées*. Or, de ces deux ordres de signes, les premiers qui, étant en rapport plus direct avec
l'organe affecté, fournissent nécessairement des inductions plus
précises sur le siége de la maladie, furent les plus négligés par
nos devanciers, dont l'attention se portait de préférence sur les
symptômes généraux, préoccupés qu'ils étaient le plus souvent de
l'idée qu'ils avaient sous les yeux des affections générales, tenant
peu compte d'ailleurs des sympathies auxquelles ils substituaient
leurs cachexies humorales.

Dans ces groupes artificiels de symptômes que les médecins du
dix-huitième siècle réunissaient arbitrairement parce qu'on les
avait vus plus ou moins fréquemment se développer ensemble,
beaucoup sont communs à des maladies entièrement différentes,
soit par le mode de lésion des organes, soit même par l'organe
lésé. A quel caractère reconnaîtra-t-on ceux qui indiquent posi-

tivement l'affection de tel ou tel appareil? Prendra-t-on pour cela le symptôme le plus saillant? Mais ce n'est pas toujours le plus important, celui qui indique le mieux le siége du mal. Ainsi d'un côté Sauvages réunissait les vomissemens spasmodiques avec ceux qui dépendent d'un squirrhe de l'estomac, le catarrhe chronique des poumons avec la phthisie tuberculeuse, et d'un autre, il séparait cette dernière affection de l'hémoptysie produite par des tubercules ; puis, que de nuances dans les mêmes symptômes selon la sensibilité, les idiosyncrasies de l'individu, selon l'intensité avec laquelle a agi la cause, selon la profondeur, l'étendue des lésions ou les élémens organiques spécialement affectés ! combien de fois les signes les plus propres à caractériser le mal ne manquent-ils pas ! Comparez la description des maladies du cœur, par exemple, empruntée aux seuls phénomènes extérieurs, à celle qu'en donnent les anatomo-pathologistes, et dites quelle est celle qui vous fournira les idées les plus positives sur la nature de ces affections.

Enfin, comme dans ce triage de symptômes on n'a suivi aucun principe fixe, aucune règle tirée de l'état matériel des parties souffrantes, il s'ensuit qu'on a dû tantôt avoir égard principalement à des circonstances secondaires, tantôt négliger comme indifférens des phénomènes très-importans, mais se développant insidieusement sous des apparences peu alarmantes. Comment, sans l'anatomie pathologique, aurait-on soupçonné que des fourmillemens, des crampes peuvent annoncer le début d'une des plus graves lésions du cerveau et demander le traitement le plus énergique? Vous pensiez avoir affaire à une paralysie essentielle, et vous traitiez une gastro-entérite; à une fièvre essentielle, et c'était une affection du cerveau ; vous croyiez les poumons malades, c'étaient les bronches ; les intestins enflammés, c'était le péritoine, etc. Interrogez le cadavre, et un nouvel horizon va se dérouler devant vous; ces symptômes, qui n'étaient naguère que le langage confus d'un mal ignoré, vont devenir le cri de souffrance des organes malades !

3

Nous conclurons de ce qui précède, non seulement que l'anatomie pathologique pouvait seule fournir des connaissances positives sur le siége des maladies, mais encore qu'elle doit, par la fixité de ses caractères et aussi parce qu'elle est en rapport plus immédiat avec l'essence des maladies, servir préférablement, *dans l'état actuel de la science*, de base raisonnée à toute classification nosologique. Une nosologie qui prend pour point de départ les phénomènes extérieurs des maladies, est à celle qui repose sur les rapports des altérations organiques aux troubles fonctionnels, ce qu'en zoologie ou en botanique la méthode artificielle est à la méthode naturelle. Ainsi, pour l'observateur qui aura constaté l'identité de nature entre les tubercules du mésentère et ceux du poumon, il y aura aussi identité dans la cause, analogie dans les effets; pour le classificateur qui n'interrogera que les symptômes, il y aura deux identités totalement dissemblables. Le premier, quand il aura étudié l'inflammation dans la plèvre ou dans le péritoine, pourra en conclure par induction que la même série de phénomènes se passe dans les autres séreuses enflammées. Mais qu'est-ce que le symptomatologiste pourra induire d'une péritonite par rapport à une inflammation de la plèvre? Qu'on nous dise si l'on serait jamais arrivé à soupçonner par les symptômes que l'hydrocéphale et le rachitis sont dus tous deux, comme des recherches récentes tendent à le démontrer, à une même modification organique, à une même prédisposition. Que de maladies crues *vitales* étaient essentiellement *organiques*, même dans le sens restreint autrefois attaché à ce mot !

On interpréterait mal ma pensée si l'on induisait de ce que je viens de dire qu'on peut fonder *exclusivement* le diagnostic ou la nosographie sur l'examen des organes malades. En effet, n'est-on pas obligé de sortir de ce cercle de phénomènes pour caractériser les maladies mêmes dont la connaissance est basée sur les recherches nécroscopiques, le ramollissement du cerveau, par exemple? N'est-il pas des cas où, la nécropsie ne laissant voir aucune lésion appréciable à nos sens, l'anatomie pathologique ne

nous fournit en quelque sorte qu'une base *négative*? Nous n'i-
gnorons pas enfin que toute distribution de maladies est aujour-
d'hui provisoire et même essentiellement défectueuse, puisque
les *incertæ sedis* doivent s'y présenter à chaque page ; que d'ailleurs les maladies, comme on l'a dit avec justesse, ne sont pas
des *corps*, mais des *modifications* des corps.

L'anatomie pathologique aurait, suivant quelques médecins, ce
désavantage sur la symptomatologie, qu'elle ne nous fait assister
en quelque sorte qu'à l'agonie de la maladie ; que ses caractères
ne se tirent que de sa terminaison, et qu'il faut attendre pour
savoir si l'on a eu affaire à telle ou telle maladie, que le malade
soit mort ou guéri.

Il y a ici confusion de l'ordre chronologique et de l'ordre logique. Oui, dans l'ordre chronologique les symptômes passeront
sous vos yeux avant les lésions organiques ; mais dans l'ordre logique ne leur sont-ils pas subordonnés ? Et si, du rapprochement
des faits déjà connus et observés depuis leur début jusqu'à leur
terminaison, vous pouvez conclure, par une analogie rigoureuse,
au fait actuellement sous vos yeux, ne suivez-vous pas une marche plus sûre qu'en ne prenant pour point de départ que les
symptômes seuls ?

Et puis il ne suffit pas de savoir comment une maladie naît et
se développe ; il n'importe pas moins d'étudier la manière dont
elle se termine ; or aurez-vous des connaissances bien arrêtées à
cet égard, si vous n'avez interrogé l'anatomie pathologique ? Auriez-vous, par exemple, sans elle une idée des procédés merveilleux que la nature emploie pour la cicatrisation des cavernes
apoplectiques, pulmonaires ?

Discussion puérile après tout ; car il ne s'agit pas d'une prééminence chimérique là où tout est également indispensable à la connaissance totale. Les symptômes ne sont en effet qu'un des termes
d'une équation dont vous ne dégagerez l'inconnue que par la
connaissance de l'autre terme, les lésions organiques (1).

(1) Nous conviendrons volontiers (car nous sommes libres de tout engagement

Ajoutons enfin que l'étude des symptômes, empirique entre les mains de nos prédécesseurs, s'est rationalisée pour ainsi dire depuis que, rattachée aux lésions organiques qui leur donnent naissance, elle a servi de base à la *physiologie pathologique*, cette science nouvelle qui, par les progrès successifs des connaissances, nous fournira des élémens de certitude égaux à ceux que nous tirons de l'autopsie; substituera à l'observation des signes pour eux-mêmes, celle des lois qui les régissent, et permettra d'en assigner avec sûreté les causes et le développement. Sans doute, cette science, qui naît à peine, ne pourra de long-temps encore atteindre un tel degré de perfection (qui suppose d'ailleurs de nouvelles lumières sur la condition organique des troubles fonctionnels sans lésion appréciable de structure); du moins est-ce déjà un progrès que de voir le but vers lequel nous devons marcher.

Des médecins d'un grand mérite pensent qu'on peut soutenir, avec quelque raison, que les maladies même essentiellement locales ont été générales avant de se localiser. Nous croyons que cette proposition est beaucoup trop absolue; que, *dans les cas ordinaires* il est possible à un praticien exercé de découvrir, au milieu des phénomènes nerveux qui signàlent le début des maladies aiguës, quel appareil est spécialement atteint. D'ailleurs comme cès prodrômes sont trop vagues pour asseoir sur eux un traitement quelconque, nous ne voyons pas que, dans l'état actuel de la science, leur considération soit d'une importance assez grande pour détourner notre attention des organes dans lesquels nous pouvons soupçonner qne se concentrera l'affection morbide. Qui a jamais songé, en effet, à traiter le frisson qui précède les maladies aiguës, le malaise général, la courbature, qui annoncent un mouvement fébrile (1)?

systématique) que la médecine se passerait plus facilement de l'observation anatomique que de l'observation de la vie; mais nous répétons que c'est là un faux point de vue; car, que l'une ou l'autre manque, et la connaissance est également incomplète.

(1) Avouons cependant qu'il est des cas où ces phénomènes nerveux peuvent se

Il en est tout autrement des maladies générales, à proprement parler, ou qui restent telles pendant tout le cours de la maladie; mais d'abord de telles maladies existent-elles? faut-il attacher à ce mot l'idée d'une altération répandue dans l'universalité des tissus *morbi totius substantiæ*, comme disaient les anciens ;

Pour les médecins qui attribuent le rôle principal aux lésions de l'innervation dans les maladies, ou qui admettent les altérations du sang comme causes de beaucoup d'autres, la question n'est pas douteuse, puisque partout il y a du sang, partout des nerfs. Mais voyons les faits : celui chez lequel, sous l'influence de la cause occasionelle la plus insignifiante, pullulent dans toutes les parties de l'organisme des lésions identiques, celui-là a-t-il, à votre avis, une maladie générale ou plusieurs maladies que vous persisterez à appeler locales, parce qu'elles occupent nécessairement un point circonscrit? Vous arrêter à ces manifestations partielles d'une altération qui se développe partout, n'est-ce pas prendre l'effet pour la cause? Un exemple entre mille : cette femme dont M. le professeur Cruveilhier montrait un jour les restes à la Société anatomique, et chez laquelle on trouvait, outre un horrible cancer de l'estomac, des intestins et de la vulve, des masses mélaniques occupant les poumons, les parois intestinales, le pancréas, le cerveau, les glandes lymphatiques, et jusqu'au tissu des os, cette femme avait-elle ou non une maladie générale dans le sens le plus absolu de ce mot?

Nous n'insisterons pas ici sur une question que nous retrouverons plus loin en parlant des lésions des liquides; question qu'à vrai dire nous croyons aujourd'hui résolue dans le sens où nous l'avons posée par la majorité des médecins; nous avons unique-

prolonger assez pour demander une médication. M. Double, qui dans un Mémoire lu à l'Institut (et dont nous regrettons de ne connaître que l'imparfaite analyse donnée par les journaux), a signalé aux recherches des observateurs cet ordre important de phénomènes, a fait connaître aussi l'utilité qu'il retirait en pareille occurrence de l'extrait d'aconit et du cyanure de potassium. Nous aurons occasion de revenir sur ce sujet dans le chapitre suivant.

ment pour but de résoudre, dans des termes aussi précis que possible, la question de l'utilité de l'anatomie pathologique pour la connaissance du siége des maladies.

A l'égard des affections locales, elle est d'une telle évidence, qu'il était difficile de la contester; mais il n'en a pas été de même relativement aux maladies que l'on peut considérer comme générales. Ici les recherches nécroscopiques étaient en défaut, et l'on a accusé, non sans quelque apparence de raison, l'anatomie morbide de nous avoir fait perdre de vue l'origine constitutionnelle de ces lésions locales, dans la contemplation desquelles nous étions restés exclusivement absorbés. C'est pour avoir poussé, a-t-on dit, jusqu'à l'exagération l'influence des propriétés des tissus sur les maladies, qu'on en est venu à méconnaître les maladies générales, et qu'un célèbre réformateur a pu les considérer comme identiques pour la plupart, et la thérapeutique par conséquent comme devant être uniforme.

Mais nous ferons observer que ces affections, lors même qu'elles sont générales, se traduisant toujours par une ou plusieurs affections locales, la recherche de leur siége, bien que subordonnée à celle de leur nature, n'en conserve pas moins une grande importance relativement au diagnostic et même aux indications thérapeutiques. Il y a plus; ce n'est que par l'étude approfondie et comparée de ces lésions entre elles qu'on peut arriver à des données positives sur leur origine commune; toute autre marche ne conduirait qu'à des hypothèses hasardées. Si d'ailleurs l'on s'est trop arrêté de nos jours aux affections secondaires, sans remonter aux phénomènes primordiaux cachés derrière, accusez-en ce solidisme exclusif, ces notions vagues d'anatomie pathologique dans lesquelles Bayle lui-même trouvait une source féconde d'erreurs. Ne serait-ce pas le cas de dire, s'il nous était permis de travestir la pensée d'un grand homme, qu'en cela comme en beaucoup d'autres choses, « une demi-science nous éloigne *de la vérité;* une science complète nous y ramène » ?

Ajoutons cependant que, dans une organisation où tout se lie, les dérangemens d'une partie ne pouvant long-temps rester complétement circonscrits, la connaissance des sympathies, l'alliance de l'anatomie et de la physiologie pathologiques est, dans la recherche du siége des maladies, d'une indispensable nécessité (1).

CHAPITRE III.

De l'influence qu'a eue l'anatomie pathologique sur la connaissance de la nature des maladies.

Si l'anatomie pathologique a été d'une incontestable utilité pour la connaissance du siége des maladies, a-t-elle jeté un jour aussi satisfaisant sur leur nature ?

Et d'abord, que faut-il entendre par ce mot *nature des maladies?*

Pour quiconque voudra rester dans les limites d'une observation sévère, la nature des maladies sera représentée, dans l'état actuel de nos connaissances, par deux ordres de faits :

Tantôt par une simple altération des actes des organes ou de leurs fonctions;

Tantôt par certains troubles fonctionnels en rapport avec certaines lésions organiques.

Mais est-ce là tout? Si derrière les symptômes nous trouvons les lésions organiques, derrière les lésions organiques, l'analyse médicale n'a-t-elle plus rien à découvrir?

On ne soutiendra pas, je pense, que les lésions organiques appréciables à nos sens contiennent en elles-mêmes la raison suffisante, l'ultime raison d'être des maladies, à moins qu'on ne prétende trouver aussi à la pointe d'un scalpel la source des actes organiques, expliquer la spécialité de nos fonctions par ce que

---

(1) Il est aussi des cas, comme le remarque M. Bousquet, où les deux maladies, locale et générale, peuvent se réunir et former ainsi des combinaisons dont la connaissance est une des grandes difficultés de la médecine pratique.

nous pouvons savoir de la structure des organes (1), tirer de la distinction de leurs élémens celluleux, nerveux, vasculaires, une explication satisfaisante de leur impressionnabilité, de leur motilité, de leur composition et de leur décomposition incessante... Mais on sait bien que cela est impossible; que l'on ne découvre pas, par exemple, dans l'examen anatomique du foie et de la rate l'explication du rôle qu'ils jouent dans l'organisme; dans celui de la muqueuse la raison pour laquelle la muqueuse digestive et celle des bronches remplissent des fonctions si différentes.

L'existence de conditions morbides non constatées au-delà des lésions matérielles placées sous leur dépendance, ce fait important, méconnu quelque temps au milieu de l'enivrement que causaient les brillantes conquêtes de l'anatomie pathologique, reprend aujourd'hui sa place dans la science sous les auspices de l'anatomie pathologique elle-même. Est-ce à dire qu'il nous faudra avoir découvert l'essence de ces phénomènes pour nous croire dans le vrai, ou qu'il faille se jeter *à priori* dans la recherche de ces modifications primordiales, et abandonner l'examen nécroscopique comme n'offrant que des phénomènes secondaires? Mais s'il est vrai de dire que dans l'ordre logique la cause précède l'effet, la force l'action, il ne faut pas oublier non plus que dans la série des faits par lesquels passe l'esprit pour atteindre la cause des phénomènes d'observation, l'inverse a lieu. Nous n'arrivons à la cause que par l'observation des effets. S'il en était autrement, la médecine ne serait plus une science expérimentale, mais ontologique. Or, elle ne peut procéder aujourd'hui par une autre méthode que celle qui préside à toutes les sciences. La philosophie elle-même a renoncé à la recherche des causes premières et prend pour point de départ les faits. Que dirait-on d'un physicien qui, comme au temps des cosmogonies grecques, commencerait par étudier l'essence de la matière et négligerait l'étude des proprié-

_____

(1) Nous parlons des actes vitaux, et non pas, bien entendu, des actes mécaniques ou physiques proprement dits que peut offrir l'organisme.

tés par lesquelles elle a agi sur nos sens? N'est-ce donc pas d'ailleurs une assez belle mine àexploiter que l'étude des faits de la
vie et de ses dérangemens par la triple voie de la physiologie, de
l'anatomie et de l'observation clinique?

La connaissance de la structure intime des organes et des altérations dont ils sont susceptibles, sera donc toujours, règle générale, la pierre fondamentale, la base de toute recherche ultérieure sur la nature des maladies. Ces altérations, en effet, naissent
dans la plupart des cas, se développent et s'effacent avec elles;
elles sont sous la dépendance immédiate de la modification morbide initiale. Loin de nous donc la pensée de vouloir reporter la
médecine dans le vague des causes occultes ou de ces abstractions
pseudo-physiologiques qui tendraient à transporter la métaphysique dans la physique, et à aller, en dépit de toute logique, de
l'inconnu au connu. Mais nous ne saurions davantage pactiser
avec ceux qui, perdant de vue la dépendance où sont les phénomènes matériels des phénomènes dynamiques, voudraient que la
médecine fît halte dans l'anatomie pathologique.

Il faut le reconnaître : il est des affections dans lesquelles la nature de la cause, le principe du mal gouvernent tellement les
autres phénomènes, que les lésions appréciables jusqu'ici à nos
sens ne sont plus que d'une considération secondaire. Telles sont
ces maladies, dont la spécificité se démontre assez par la propriété qu'elles ont de se reproduire chez tous les individus avec les
mêmes caractères, par la régularité de leurs phases, par leur terminaison fatale, par leur affinité élective pour certains appareils
organiques. Trouvez-vous la rage dans le corps d'un hydro-
phobe, la syphilis dans le cadavre d'un syphilitique? Ce ne serait
rien encore, si le phénomène de la spécificité ne couvrait de son
voile impénétrable qu'un nombre aussi limité de maladies ; mais
dans combien d'autres l'observation ne nous fera-t-elle pas reconnaître ce *quid divinum* du vieillard de Cos! Ne se retrouvera-
t-il pas au fond de toutes ces transformations, de ces productions
organiques, qu'une doctrine récente tenta de ramener à la seule

4

loi de l'irritation? Ne peut-on pas le poursuivre au sein même de
certaines phlegmasies ?

Ici, cependant, l'anatomie pathologique reprend en partie ses
droits, et si elle ne nous donne pas le dernier mot de la pathogénie, du moins nous met-elle en possession de la seule part
de vérité qu'il nous soit jusqu'à présent possible d'atteindre ;
faits d'attente qui aplaniront du moins les difficultés de la route.

Mais que trouverons-nous à dire en sa faveur, dans ces
cas, aujourd'hui bien constans, où l'autopsie ne révèle aucune
sorte de lésion organique appréciable à nos moyens d'investigation ?

Sans doute, il est difficile de ne pas croire que toutes nos maladies s'accompagnent d'une lésion organique temporaire ou per-
manente, ou, du moins, que l'action d'un organe puisse être ac-
crue, diminuée ou pervertie, sans qu'il se passe aucun changement
dans sa structure intime. Cependant nous ne prendrons pas pour
base de nos raisonnemens ce que nous ne saurions démontrer ; car
ce serait vouloir prouver un fait par le fait même en question.
Ne donnons pas l'exemple des hypothèses, en ayant la prétention
de rester positifs. Ne disons pas : il n'y a de réel que ce que nous
démontrent les sens, pour être obligés de confesser ensuite que
ces arbitres infaillibles peuvent être en défaut.

Un de nos pathologistes qui, de nos jours, a consacré le plus
d'esprit physiologique dans les recherches nécroscopiques, M. Andral, après d'immenses recherches, est arrivé à cette conclusion :
que, dans nombre de cas, il est impossible de remonter de l'état de
cadavre à la maladie ; impossible de reconstruire les symptômes,
les lésions organiques étant données ; que parfois l'examen anato-
tomique ne nous montre aucune altération sensible sur le cadavre ; que souvent la lésion matérielle que l'on y constate n'est
qu'un élément secondaire de la maladie ; que souvent il y a dis-
proportion complète entre les lésions organiques et les symptômes, et point de constance dans leurs rapports entr'eux. (*Leçon
oral. à la fac.*, 1831.)

La véritable médecine organique n'est donc pas, ainsi que l'a fort bien dit M. Cruveilhier, celle qui prononce orgueilleusement qu'il y a *toujours* des lésions appréciables au scalpel, mais celle qui prend son point d'appui dans l'anatomie pathologique. « Il faut bien que nous voyions la partie faible de la science, et si le siége, si la lésion a échappé jusqu'à ce jour, tôt ou tard nous la découvrirons, ou du moins nous saurons pourquoi elle n'existe pas. »

Ces faits négatifs ont donc aussi leur importance. N'est-ce pas en effet l'absence, ou le peu de gravité des lésions organiques, qui serviront de prémisses à vos raisonnemens, de base au jugement que vous porterez sur la cause de la mort, aux hypothèses que vous bâtirez pour l'expliquer, et jusqu'à un certain point, aux indications thérapeutiques elles-mêmes ? Comment, sans le secours de l'autopsie, sauriez-vous diagnostiquer dans la suite avec certitude des cas semblables ? La première condition, pour arriver à la vérité, n'est-elle pas de se garantir des causes d'erreur ? Faudra-t-il fonder la règle sur l'exception, à l'exemple d'un écrivain, dans lequel nous admirons d'ailleurs la profondeur de la pensée, la hauteur des vues (bien que nous ne puissions partager toutes ses opinions) et dire que l'épanchement sanguin ne joue qu'un rôle accessoire dans l'apoplexie, parce qu'il y a des apoplexies sans épanchement, et des épanchemens sans apoplexie ? (Ribes, de l'*Anat. path. considérée dans ses vrais rapports*, etc.). Sans doute, de semblables faits sont bons à connaître, n'eussent-ils d'autre avantage que celui de nous préserver d'une confiance illimitée dans une méthode d'investigation dont l'utilité a été exagérée, et dont il faut connaître la juste valeur ; mais n'oublions pas non plus que ce n'est pas avec quelques faits négatifs qu'on bâtit une science, et que saper, comme à plaisir, les fondemens de notre certitude, ne montrer jamais des choses que le côté inexplicable, serait mener à un scepticisme absolu, impuissant à rien produire, tourner contre l'anatomie pathologique les armes

mêmes qu'elle nous fournit. Si, sous l'influence de cette préoccu-
pation qui leur faisait admettre d'avance la nécessité de trouver
toujours des lesions organiques suffisantes pour expliquer la mort,
quelques médecins de notre âge ont donné à des altérations légères une importance qu'elles n'avaient pas, cette erreur, à tout
prendre, n'a-t-elle pas moins d'inconvéniens que ce dédain des
faits anatomiques qui tendrait à subordonner la pathologie à des.
causes occultes, à des forces abstraites?

Et puis, après tout, ce silence de l'anatomie pathologique sur
la cause de certaines morts, a-t-il donc rien qui doive nous sur-
prendre, quand on réfléchit que nous ne savons à peu près rien
sur les lésions de l'innervation qui sont probablement le prélude
du plus grand nombre des maladies, sur les altérations des liquides, dont l'existence a été si long-temps rejetée par un solidisme
réactionnaire, presque aussi peu physiologique dans ses préten-
tions exclusives, que l'était l'ancien humorisme dans son autocratie !

Au milieu des mystères profonds qui enveloppent encore l'organisme, c'est déjà beaucoup que de savoir que le mouvement
nutritif, ce phénomène fondamental auquel tout aboutit, a pour
condition essentielle l'exercice non interrompu de l'innervation
et de la circulation; fonctions si étroitement enchaînées que l'une
ne peut cesser sans amener la cessation de l'autre. Dans ce double
fait se trouve l'explication de la grande prépondérance que les
travaux modernes accordent au système nerveux dans la vie normale et pathologique, et de la part qu'ils tendent à faire aux altérations des liquides. En effet, d'un côté, nécessité du cours
normal et de l'intégrité du fluide nerveux ; de l'autre, nécessité
d'une excitation pulsative et nutritive du sang, régulière dans
son degré d'intensité, comme dans son mode; voilà, dans son expression la plus élevée, le fait générateur, la synthèse à laquelle
semblent devoir se ramener, en dernière analyse, les phénomènes
complexes de la vitalité. Connaître les conditions normales et
anormales de ces deux ordres de faits, les lois suivant lesquelles

ils se modifient pathologiquement, voilà le but offert à nos efforts. Mais ce n'est pas par des *à priori*, c'est par l'analyse de tous les faits subordonnés, c'est par l'étude des lésions de nutrition, de sécrétion, de circulation, que l'on pourra remonter à la cause de ces faits, principes qui ne seront plus alors seulement supposés, mais connus, mais des vérités d'application à la science de l'homme malade.

Si les lésions de l'innervation ne peuvent être démontrées aux sens, quel degré de vraisemblance n'acquièrent-elles pas de ce concours d'expériences, de vivisections, d'observations cliniques ! Et s'il est vrai que la substance nerveuse soit la source première de la vie, que l'innervation préside à l'entretien de nos fonctions, et que là où elle cesse de se faire sentir, elles s'arrêtent ; que d'un autre côté, la stimulation normale du sang soit une condition non moins nécessaire à l'entretien de cette action nerveuse ; qu'est-il besoin de recourir à des forces abstraites, en dehors de l'organisme, pour expliquer ces cas où le système nerveux, ou bien le sang, ayant reçu une atteinte directe, soit par un miasme, un principe toxique introduit dans celui-ci, soit par une action stupéfiante exercée sur celui-là, la vie cesse sans qu'il y ait lésion consécutive des organes, c'est-à-dire avant que l'atteinte directe, portée à la double source de la vie, ait eu le temps de se réfléchir dans l'organisme ? Cette manière de voir n'explique-t-elle pas aussi ces cas où les lésions organiques ne sont pas en rapport avec les symptômes ? N'est-ce pas ainsi que la peste, que le choléra tuent, en laissant d'autant moins de traces dans les organes, qu'ils ont sévi avec plus de violence ? Pour trouver dans l'anatomie pathologique seule l'interprétation de ces faits, il vous faudrait prétendre que des lésions légères et très-circonscrites peuvent avoir le même résultat que de vastes désorganisations, ou plutôt que la même maladie est plus funeste quand elle est faible, que quand elle est intense. Mais la conséquence plus rationnelle qui en sort, c'est qu'il est derrière les lésions matérielles un moteur dont nous ne connaissons que la résultante, un agent qui émane incontestablement du système nerveux (1).

De l'influence qu'a eue l'anatomie pathologique sur le trai- tement des maladies (2).

A force de répéter que la thérapeutique n'a pas avancé dans la même proportion que les autres branches de la pathologie, sous l'influence des travaux qui ont rempli la première période de ce siècle, quelques personnes ont fini par se persuader que ces travaux n'ont contribué en rien à ses progrès.

Essayons de démontrer ce que cette opinion a de souveraine- ment injuste.

---

(1) Quelle que soit en effet la nature de l'aiguillon ou du stimulus, principe de la phlogose, la modification, d'abord purement vitale qui résulte de la perception de ce stimulus, prouve que le système nerveux est le siége des premiers phénomènes morbides, puisque lui seul est susceptible d'être impressionné. Bichat, en admet- tant une sensibilité organique en dehors du système nerveux général, avait soustrait l'inflammation à la sphère d'action de ce système; mais la distinction de l'illustre physiologiste est aujourd'hui justement contestée. Lobstein fait observer, à cet égard, que les ramifications nerveuses ne sont pas moins étendues que la trame vasculaire; qu'il est démontré par les observations de Reil et de M. de Humboldt, que les nerfs ont une atmosphère dont l'action s'étend plus ou moins loin des filets nerveux eux- mêmes; qu'enfin l'innervation n'est pas moins universelle dans le corps humain que la circulation. Les névroses et une foule de symptômes anormaux sont-ils autre chose qu'une modification inconnue de ce fluide impalpable que, suivant l'opinion la plus vraisemblable, élabore le système nerveux? Certaines fluxions, certains vices de sécrétion des humeurs ou de la nutrition, ne dépendent-ils pas primitivement des aberrations de cet agent suprême?... Conjectures qu'il ne faut pas perdre de vue sans doute, mais qui, cependant, pour long-temps encore dans le domaine des in- tuitions de l'esprit, ne doivent pas nous faire négliger, en définitive, l'état matériel des organes, le seul terrain sur lequel nous puissions bâtir solidement aujourd'hui.

(2) Si nous n'avions craint de laisser une lacune dans ce travail, nous n'aurions pas présenté ces quelques réflexions sur une question approfondie par M. Rostan. Sa thèse rendait en effet ce chapitre presque inutile; et nous avons été vivement contrariés de ne pouvoir du moins mettre à profit tout ce qu'elle contient de bon, n'ayant pu nous la procurer dans le commerce.

Qui sufficit ad morbum cognoscendum, sufficit ad curandum, dit un vieil adage, qui, s'il était pris à la lettre, nous autoriserait à conclure que l'investigation nécroscopique, source de nos immenses progrès dans l'art du diagnostic, a éclairé, dans une égale proportion, le traitement. En ne l'admettant toutefois qu'avec les restrictions convenables, il laisse encore une assez belle part à l'anatomie pathologique.

Le thérapeutiste, en effet, se distingue en cela de l'empirique, qu'il connaît la maladie dont le traitement lui est confié, autant du moins que l'état de la science le lui permet.

Or, connaître une maladie, avons-nous dit, c'est en savoir le siége et la nature.

Mais qui donne à vos indications cette précision, cette fixité qui distingue l'art de la routine, si ce n'est la connaissance du siége des maladies? Si vous ne partez de là, qui vous guidera dans le choix de la médication que vous voulez susciter? Le groupe de symptômes contre lequel *telle ou telle* substance vous a réussi, est-il toujours tellement tranché, que vous soyez certain, par la suite, d'appliquer le même remède à la même maladie? Agirez-vous au hasard sur tel ou tel appareil, sans savoir quel est celui qui est affecté, et au risque d'adresser vos remèdes au foie, quand ce sont les poumons qui sont atteints, ou de déposer des médicamens incendiaires dans un estomac désorganisé, croyant traiter une maladie de la rate?... Quand on demande ce que le traitement des névroses, par exemple, a gagné depuis cinquante ans, si l'on guérit mieux l'épilepsie, l'hystérie, etc., on oublie que c'est grâce au perfectionnement du diagnostic (dû lui-même aux recherches nécroscopiques), que nous devons de ne plus confondre avec les affections purement nerveuses, nombre d'affections phlegmasiques de l'existence desquelles on ne se doutait pas naguère. Que de palpitations, de céphalalgies réputées nerveuses, de troubles soi-disant locaux de la sensibilité et de la motilité, de prétendues épilepsies, de vomissemens ou de dyspnées spasmodiques dépendaient d'une lésion organique!

Mais il ne suffit pas de savoir quels sont les organes lésés, il n'est pas moins nécessaire de savoir *comment ils le sont*, ou, en d'autres termes, de connaître *la nature* des maladies. Ici la question se complique.

S'il faut admettre, en effet, que nos remèdes aient pour but, ainsi que le remarque Bichat, « de ramener les forces vitales au type naturel dont elles s'étaient écartées », il ne faut pas oublier non plus qu'impuissans à connaître la nature de ces modifications primordiales, nous ne pouvons puiser nos indications que dans les deux élémens de la maladie qui leur sont subordonnés : les lésions organiques, les symptômes.

Il ne paraît pas moins inconstestable, à ne consulter que le raisonnement, que de ces deux momens de la maladie, celui-là devra de préférence servir de point de départ au thérapeutiste, qui sera séparé par un moindre intervalle de la modification vitale qui les produit. Or, cette modification ne peut susciter un dérangement dans les fonctions, qu'en occasionant préalablement un dérangement dans les organes qui en sont l'instrument; donc l'étude des lésions organiques devra, ce semble, nous mener plus directement que celle des troubles fonctionnels à la connaissance du traitement....

Néanmoins, si nous rattachons assez facilement les phénomènes extérieurs aux dérangemens matériels, la chaîne se rompt lorsque nous voulons remonter de ceux-ci aux forces primitives auxquelles ils sont subordonnés, et nous voyons l'impossibilité de tirer immédiatement nos indications de la considération des lésions anatomiques; à moins que, regardant *lésion* comme synonyme de *maladie*, nous n'en tirions la conséquence naturelle qu'il faut traiter non pas la maladie, mais la lésion. Gardons-nous plutôt de ces exagérations qui tombent devant l'observation. L'anatomie d'un varioleux nous eût-elle fait trouver la vaccine? celle d'un syphilitique, le mercure? Ne demandons à chaque ordre de connaissances que ce qu'il peut nous donner; c'est en les faussant dans leur application, c'est en outrant leurs avantages que l'on compromet leur importance. Eh! n'est-ce pas assez pour l'anatomie pathologique de nous avoir fait suivre de l'œil, pour ainsi dire, la substance médicinale en contact avec les tissus affectés, de nous avoir mis à même de nous représenter, comme à travers un corps diaphane, l'état des parties auxquelles nous l'adressons, les changemens matériels qu'elle y opère. Saurions-nous, en général, prévoir avec quelque certitude les phénomènes qu'une médication va susciter, si nous ignorions quelle est la lésion morbide pour laquelle on l'emploie. Oublie-t-on que c'est à des recherches anatomo-pathologiques que l'on doit l'introduction dans la pratique du traitement anti-phlogistique dans les fièvres, dans cette foule de phlegmasies aiguës et chroniques que l'on combattait naguère par les toniques, ou, chance la plus favorable pour le malade, par l'expectation? Serait-on arrivé par la symptomatologie seule à penser que les émissions sanguines étaient indiquées dans ces états adynamiques qui accompagnent les gastro-entérites surexcitées?

Si l'on met en général plus de réserve dans l'administration d'agens héroïques, autrefois employés à contre-sens, sans mesure, n'est-ce pas parce que l'on perd moins de vue l'état des tissus sur lesquels on va les déposer?

On a pris occasion de cette réserve pour reprocher à la médecine organique d'avoir introduit le *fatalisme* dans la pratique, en nous mettant sans cesse sous les yeux le tableau de ces effroyables désorganisations dont la marche inflexible et la terminaison funeste devront jeter le découragement dans l'âme du praticien.

Mais de deux choses l'une :

Ou ces lésions sont telles qu'elles ne peuvent laisser réellement aucun espoir de guérison, et alors il y a bénéfice pour le malade à ne pas le fatiguer inutilement de médications impuissantes ou dangereuses. Qui nous dit d'ailleurs que des maladies réputées aujourd'hui incurables, seront toujours au dessus des ressources de l'art?

Ou bien leur existence n'est pas contradictoire à la possibilité d'une guérison, et dans ce cas, combien il importe de savoir distinguer entre elles des altérations différentes par leur marche, par leurs effets; de ne pas abandonner à leurs progrès funestes des affections à l'égard desquelles on ne serait pas resté dans une expectation condamnable, si on les avait étudiées avec soin! D'ailleurs, si, trop préoccupés des phénomènes matériels, et trop peu des lois qui les régissent, quelques praticiens de nos jours ont pu se laisser aller trop facilement à ce désespoir des ressources médicatrices de l'art et de la nature, que de fois aussi n'ont-ils pas puisé dans leurs études anatomiques mêmes les motifs d'une activité salutaire, lorsque les symptômes étaient loin d'indiquer la gravité de la maladie!

Et puis, cette circonspection excessive dans l'emploi des agens héroïques, laquelle paralyserait, dit-on, entre nos mains, les ressources les plus puissantes de la pratique, n'appartient-elle pas plutôt, en ce qu'elle a d'exagéré du moins, à l'école qui, dressant devant nous le fantôme toujours menaçant de l'inflammation, et appliquant à tous les faits une mesure uniforme, tira de l'anatomie morbide une conséquence qu'elle ne contenait pas, la dichotomie pathologique, et l'idendité de toutes les lésions inflammatoires (1)?

Reste à savoir ensuite si le bien ne l'a pas emporté sur le mal, et si, pour reconstruire l'édifice thérapeutique sur des bases plus larges, il ne fallait pas purger le sol de la science d'une foule d'opinions en désaccord, et qui, pour être vraies à quelques égards, n'en étaient pas moins mêlées à une foule d'erreurs dangereuses.

Car pour être justes, il ne suffit pas de demander si la thérapeutique a fait de riches acquisitions sous l'influence des travaux modernes; il faut compter aussi les erreurs dont elle s'est débar-

---

(1) Ainsi Baillou, ainsi Baglivi, bien qu'ayant constaté par de nombreuses autopsies l'existence d'une pneumonie dans les épidémies qu'ils eurent à traiter, n'en reconnurent pas moins, l'un que les émissions sanguines avaient une influence funeste sur la maladie, l'autre que le camphre était indiqué. Borelli, Sarcône et tous les grands épidémistes, ne firent-ils pas des remarques analogues?

rassée. Rappelez-vous qu'il n'y a pas encore un demi-siècle, Bichat la désignait « comme un ensemble informe d'idées inexactes, d'observations souvent puériles, de moyens illusoires, de formules aussi bizarrement conçues que fastidieusement assemblées. »

Sans doute, nous ne mettrons pas sur le compte de l'anatomie pathologique les progrès que lui ont fait faire la chimie, la physiologie expérimentale, l'observation clinique. Ce n'est pas l'anatomie pathologique qui nous a fait découvrir l'iode, les écorces de grenadier, les chlorures, les cyanures, les sels organiques, l'emploi du copahu, du seigle ergoté, de la térébenthine, de la noix-vomique, de la digitale pourprée, les méthodes endermique, ectrotique, l'utilité des caustiques dans certaines lésions organiques, etc. Nous nous plaisons cependant à rappeler ici les heureuses conquêtes de la thérapeutique dans ces dernières années ; car cela prouve au moins que la tendance vers les recherches anatomiques ne nous a pas détournés, autant qu'on s'est plu à le dire, des études cliniques ; et si nous ne craignions de blesser ici d'honorables modesties, que de noms ne pourrions-nous pas ajouter de nos jours, à ceux qui illustrèrent, dans les siècles précédens, la médecine clinique et l'expérimentation thérapeutique ! Sans nous mettre du côté de ceux qui voudraient voir l'anatomie morbide trôner sur toute la médecine et se substituer dans la recherche des médicamens à l'expérimentation clinique, nous espérons que des perfectionnemens successifs de la science, naîtra, entre l'une et l'autre, un rapprochement plus étroit. Nous croyons que l'étude des modifications organiques et fonctionnelles, par l'anatomie et la physiologie pathologiques, servira nécessairement de base aux lois rationnelles par lesquelles on pourra remplacer un jour les données empiriques qui nous servent de règle aujourd'hui. Resserrer sans cesse le domaine de l'empirisme, substituer aux faits bruts des formules raisonnées ou des lois, n'est-ce pas là le but vers lequel tend incessamment toute science (1) ?

(1) Nous nous bornerons ici à ces généralités, parce que, dans la revue que nous

CHAPITRE V.

De l'influence qu'a eue l'anatomie pathologique sur la théo-
rie, et de l'esprit philosophique qu'elle a développé parmi
nous.

On peut ranger sous trois catégories les doctrines qui se sont
partagé le monde médical depuis Morgagni jusqu'à nos jours.

Les unes sont sorties de la tendance générale des esprits (en
France particulièrement) vers les recherches anatomiques et
physiologiques.

D'autres se sont tenus tout-à-fait en dehors de cette influence.

Il en est enfin qui ont continué les doctrines des siècles précédens, en subissant plus ou moins, toutefois, les modifications
qu'exigeaient impérieusement les progrès de la science.

L'examen des doctrines qui appartiennent aux deux dernières
catégories, nous éloignerait du but de cet essai : nous ne devons
pas nous y arrêter. Nous nous bornerons à remarquer, à l'égard
des deux écoles qui rentrent dans la seconde, la *polarité* et l'*ho-*
mœopathie, quel champ illimité d'hypothèses, sinon toujours
absurdes, du moins constamment indémontrables, s'ouvre pour
l'observateur qui néglige l'étude des organes ! Par quel renverse-
ment des principes de toute logique naturelle, s'est-on imaginé
qu'on pouvait, allant ainsi de l'inconnu au connu, prendre pour
point de départ *des forces*, produit des opérations les plus abstraites de l'esprit, pour arriver à la connaissance des phénomènes
de l'organisme ! Est-ce par des raisonnemens *à priori* que l'on
est arrivé à connaître les lois du calorique, de l'électricité, de la
lumière ? Les explications universelles des polaristes ne nous ra-
mènent-elles pas à l'âge des cosmogonies grecques ? D'ailleurs, la

---

ferons (dans la seconde partie de cet ouvrage) des maladies des divers appareils organiques, nous donnerons sur les améliorations introduites dans le traitement de
chacune d'elles, des développemens que nous ne saurions présenter ici sans nous
exposer à des redites.

polarité est-elle à bien prendre une doctrine médicale. A en juger du moins par ce que nous en connaissons en France, il y a bien loin de cette pseudo-physique à un ensemble d'idées systématiques, d'où l'on puisse tirer des applications pour la médecine pratique. Quant à l'homœopathie, on nous dispensera probablement d'en parler autrement que pour faire remarquer dans quelles aberrations on peut tomber, quand on croit pouvoir arriver d'emblée à la connaissance des faits primordiaux de la pathogénie, en sautant à pieds joints par dessus les organes.

Des doctrines qui ont continué les théories du siècle précédent, l'une de celles qui ont répandu le plus d'éclat au commencement de la période que nous étudions, c'est le *Brownisme,* abandonné depuis en Angleterre, modifié en Allemagne, et fournissant encore aux contro-stimulistes les principes fondamentaux de leur théorie. Quoique né de la faveur que les travaux de Haller avaient jetée sur l'anatomie et sur la physiologie, ceux de Cullen sur le système nerveux, le Brownisme qui, d'inductions en inductions s'était placé dans un point de vue purement abstrait, et avait totalement perdu de vue l'état matériel des organes, n'a pas été sensiblement influencé par les travaux des anatomo-pathologistes, dont il a plutôt comprimé l'essor. Cependant, on trouve dans les médecins qui l'ont modifié en Allemagne, en Italie, une tendance prononcée pour rattacher les phénomènes pathologiques aux organes. Les contro-stimulistes notamment ont senti l'importance de ces recherches, et s'ils n'en ont pas tiré toujours tout le profit désirable, c'est qu'ils les ont subordonnées à leurs vues systématiques. L'école de Montpellier elle-même, restée vitaliste jusque dans les premières années du dix-neuvième siècle, et qui de nos jours encore, affecte de se séparer de l'école de Paris, a dû participer cependant au mouvement général. Ainsi, après Barthez, qui avait considéré ses élémens morbides-sous un point de vue purement abstrait, est venu Dumas, qui chercha à les rattacher aux lésions des organes.

La théorie de M. Broussais, seule dans cette période, nous

semble résumer, par son origine et par son caractère, l'époque
où elle parut, et représenter spécialement l'influence que les recherches anatomiques ont exercées sur les doctrines médicales ;
car nous ne considérons pas comme des théories l'*éclectisme* que
professe le plus grand nombre des médecins, et qui n'est autre
chose que la médecine d'observation appliquée à la critique des
systèmes. L'*organicisme* attribué à l'école de Paris, et qui est
tout simplement aussi la médecine expérimentale, prenant pour
base l'anatomie pathologique, ou si l'on veut interpréter le mot
en mauvaise part, la prétention de subordonner la médecine aux
seules lésions de tissus appréciables à nos sens ; ce n'est pas là un
système, c'est l'exagération de quelques écrivains.

   Quelque lumière que l'anatomie morbide répandît sur la pathologie, elle n'offrait pas, bornée qu'elle était généralement à l'observation patiente et minutieuse des formes, un champ assez étendu
à ces esprits fortement synthétiques, qui, entraînés sans cesse vers
cette unité systématique autour de laquelle gravitent les théories, suppléent par les créations de leur imagination aux faits
dont la chaîne s'est rompue entre leurs mains. La physiologie
pathologique, science nouvellement née du rapprochement des
symptômes avec les lésions organiques, fournit à un célèbre réformateur les élémens d'une théorie dans laquelle, systématisant
les travaux anatomiques et physiologiques entrepris depuis la régénération médicale, il crut pouvoir assigner la loi des lésions organiques qu'on s'était jusqu'alors borné à constater, et placer la
cause prochaine de ces lésions dans l'irritation.

   Il y aurait plus que de l'injustice à l'oublier, M. Broussais, soit directement par ses propres recherches, soit indirectement par la po-
lémique qu'ont soulevées ses doctrines, est un des hommes qui ont
donné la plus forte impulsion à la science. Les exagérations systématiques dans lesquelles il est tombé, ne doivent pas faire oublier qu'il a cimenté l'alliance de l'anatomie et de la physiologie
pathologique, insisté sur la nécessité de considérer les lésions organiques comme subordonnées à l'action vitale, reconnu le pre-

mier toute l'importance du rôle de l'irritation, qui si elle n'est pas la cause première de ces lésions, leur ouvre du moins le plus souvent la porte, et semble comme une forme commune à la plupart des maladies, fait sentir enfin la nécessité de les étudier dans tous les états par où elles sont susceptibles de passer.

Mais si nous sommes disposés à rendre toute justice aux grandes idées de M. Broussais, nous voulons qu'on montre en revanche la même impartialité envers l'anatomie pathologique, en avouant qu'elle lui assure ses plus beaux titres de gloire. Ce qui constitue un progrès dans ses travaux, ce que l'avenir ratifiera, c'est cela même que l'examen nécroscopique a ratifié. Quant aux récriminations que l'on puise dans l'abus que ce réformateur a fait de ce mode nouveau d'investigation, nous ferons remarquer que cet abus même a été le signal du discrédit de sa doctrine; et il a si bien senti lui-même qu'elle lui refusait son appui pour sa théorisation de faits par une loi unique, qu'il a voulu briser depuis l'instrument de sa gloire, et s'est montré de dépit parmi ses détracteurs.

Cependant l'avènement de l'anatomie pathologique dans la science, la faveur dont jouissait la méthode expérimentale depuis les grandes découvertes des sciences physiques, dirai-je même l'engouement du grand nombre pour les nosologies, avaient inspiré une assez grande indifférence pour les systèmes, et il ne fallait rien moins que le talent prestigieux de M. Broussais, le caractère en apparence plus positif de sa théorie, qu'il présentait comme l'expression la plus immédiate des faits d'anatomie et de physiologie pathologiques, pour faire, pendant quelques années, diversion à ce scepticisme en matière de doctrines : tendance qui s'est prononcée avec bien plus de force depuis que l'entraînement, que produisent toujours de nouvelles idées étant passé, on a pu se convaincre, qu'à bien des égards, l'auteur de l'examen avait dévancé les faits, et que sa théorie, poursuivie dans ses dernières conséquences, laissait beaucoup plus de choses inexplicables, qu'elle ne pouvait en expliquer.

Une sorte de scepticisme pour tout ce qui n'est pas de nature à

être perçu par les sens, ce *scepticisme eclectique*, amèrement
reproché à l'école anatomique par l'auteur de l'*examen*, est, en
effet, l'esprit aujourd'hui le plus généralement répandu parmi
nous. C'est de l'éclectisme, en ce sens, que la nombreuse majorité des médecins qui en est imbue, est disposée à enregistrer les
faits de quelque part qu'ils lui viennent, sans acception de doctrines, empruntant à chaque école ce qui lui semble un progrès.
Mais il faut ajouter que cet éclectisme. reste dans la spécula-
tion; c'est une théorie dans l'idéal (1); *le doute*, avouons-le,.
occupe, en réalité, une place bien plus large dans· nos esprits :
non pas ce doute nihiliste, qui n'est autre chose que *le vide* dans
l'ordre intellectuel, mais celui d'où partit la philosophie moderne,
ce doute méthodique qui prépare un libre accès aux vérités nouvelles. Qu'emprunte, en effet, aux doctrines passées et même aux
doctrines contemporaines cet éclectisme nominal que nous jetons
comme un manteau sur nos croyances, comme pour en cacher le
vide ? A part des idées plus justes sur le rôle important que l'irritation et l'hypérémie jouent dans la pathogénie, à quels dogmes
avons-nous foi? Croyons-nous plus à l'homœopathie qu'au con-
tro-stimulisme, à la polarité qu'au vieux brownisme ? Nous ne
sommes, il est vrai, antipathiques à aucune idée qui renferme un
progrès, sous quelque forme qu'elle se présente; nous ne profes-
sons pas cet *exclusisme*, ces haines vigoureuses de sectateurs fa-
natiques de leurs idées ; mais cette tolérance qui fait profession
de ne rien rejeter, qu'accueille-t-elle ? L'incrédulité, cette force
d'inertie qu'elle oppose aux théories qui veulent l'attirer entière-
rement à elles, n'est-ce pas là ce qu'on devrait nommer plutôt
doute philosophique ? En désignant du nom de *scepticisme
éclectique* l'esprit le plus généralement répandu de nos jours, je

_____

(1) Nous ne parlons ici que de la médecine considérée sous le point de vue des
théories; car en fait de pratique, notre éclectisme est plus réel; là où il faut agir, le
doute doit nécessairement être mis de côté, et il nous arrive le plus souvent d'emprunter nos médications à diverses·doctrines.

me suis donc borné à reproduire un fait : notre éclectisme *inten-tionnel* en présence de notre scepticisme *réel.*

Je dis plus, il ne pouvait en être autrement. Qu'on lise l'histoire des écoles médicales et philosophiques, on y reconnaîtra l'étroite liaison qui existe entre l'éclectisme et le scepticisme ; on y verra comment ces doctrines sont, en tout temps, sorties du même mouvement philosophique, du même état des esprits. D'ailleurs, cela ne se conçoit-il pas clairement *à priori?* La tolérance de l'éclectique ne touche-t-elle pas de bien près au doute? Lorsqu'à cette foi ardente qui se dévoue à une idée avec le même zèle qu'elle poursuit des idées contraires, succède cette facilité à transiger avec toutes les opinions, n'y a-t-il pas là le symptôme évident d'un affaiblissement dans les croyances, et le doute ne mine-t-il pas par leur base ces doctrines flottantes qui cherchent la vérité partout, et ne la trouvent nulle part? Je n'entends nullement déverser le blâme sur une manière de voir dont j'ai toujours pris la défense dans mes écrits, comme j'en fais profession dans ma pratique. Je constate simplement un fait, et l'on va même voir par ce qui suit, que je considère ce fait comme avantageux aux progrès de la science.

Recherchons maintenant si cette disposition des esprits est favorable aux progrès futurs de l'art médical, si sous ce rapport encore l'anatomie pathologique, où elle a pris sa source, a bien mérité de l'humanité souffrante.

Et d'abord, où commence ce scepticisme, où finit-il?

Né du caractère positif de l'époque et du mouvement philosophique qui portait de préférence les esprits vers l'ordre matériel, il a dû nécessairement prendre possession de la science, à cette limite où l'observable matériel disparaissait pour faire place aux pures conceptions de l'esprit. Ainsi, à l'égard du vitalisme, il avait commencé là où l'on substituait des forces abstraites aux faits d'anatomie pathologique et de physiologie expérimentale; à l'égard de l'humorisme, là où, à la place de lésions palpables, explicables par les lois de la vie, on avait supposé des lésions ima-

6

ginaires, en désaccord avec une saine physiologie ; à l'égard du physiologisme enfin, quand il a été bien constant que le fait de l'irritation était trop étroit pour le rôle qu'on voulait lui faire jouer dans la pathogénie.

Dire positivement où ce scepticisme s'arrête est plus difficile. En effet, si l'époque actuelle est éminemment sceptique à l'égard des doctrines passées et contemporaines, si les théories qui ont paru jusqu'alors dans la science, ne lui paraissent pas avoir trouvé la solution des grands problèmes de la pathologie, il ne désespère pas de la trouver un jour; car il n'a pas posé les bornes du possible dans les étroites limites de nos amphithéâtres. Est-il d'ailleurs si déraisonnable de préférer une ignorance avouée à une explication *quand même* (1)? et, à la lueur que répandent sur nos recherches l'anatomie et la physiologie pathologiques, devons-nous craindre que l'anarchie sorte, comme on nous en menace, de cet interrègne des théories? que ce scepticisme, jetant le découragement dans le monde médical, ne paralyse les efforts de la génération nouvelle? Mais, au rebours des autres doctrines, ce scepticisme ne veut pas durer : il travaille à ne plus être, et quand la science aura atteint un point plus rapproché de la perfection, il aura fait son temps ; en un mot, ce n'est pas un choix *fait*, mais *à faire*. Si la pensée de renfermer la médecine tout entière dans l'anatomie pathologique, put avoir cours quelque temps près d'observateurs éblouis par les éclatans succès auxquels les recherches nécroscopiques nous avaient conduits en si peu de temps, cette pensée n'a pu prévaloir long-temps; et c'est justice de dire qu'à l'école physiologique surtout, appartient l'honneur d'avoir éloquemment démontré qu'on faisait fausse route, en voulant tirer de la mort tous les secrets de la vie. Désormais l'alliance de l'anatomie et de la physiologie pathologi-

---

(1) L'erreur, dit le grand Bacon, est l'impatience du doute! « *Error est impatientia dubitandi* »; pensée profonde et qu'on ne saurait trop avoir devant les yeux.

que est indissoluble (1). On a compris que, si la pathologie est d'origine dynamique comme la vie, les lésions organiques appréciables à nos sens n'offraient, jusqu'à un certain point, que des faits accomplis, et qu'il n'y avait guère plus de philosophie à personnifier la maladie, dans des lésions de tissus, dont nous ne voyons que l'apparence la plus grossière, qu'à la personnifier à l'exemple de nos prédécesseurs dans les symptômes.

Résumons notre situation. En présence de la médecine *empirique*, qui s'arrêta aux phénomènes extérieurs des maladies, sans pénétrer au-delà ; de la médecine *dogmatique* qui, plus aventureuse, s'élança d'un seul bond de la considération de ces phénomènes à celle des forces primordiales de l'organisme, sans passer par l'étude de ses lésions matérielles, est née la médecine *organique*, qui a seule compris, grâce à l'introduction de la vraie méthode dans les sciences, que de la lésion des fonctions, on ne pouvait remonter logiquement qu'à celle des instrumens ; que, la lésion des instrumens étant connue, il resterait encore à découvrir celle du moteur ; qu'à ce prix seulement nous aurions une véritable pathogénie, une théorisation complète des faits pathologiques.

Le seul écueil à craindre aujourd'hui, c'est trop de précipitation à formuler ces lois primordiales de l'organisme, dont la connaissance ne pourra résulter que du perfectionnement de la physiologie pathologique, qui ne fait que de naître, et d'un système philosophique d'anatomie morbide, dont nous commençons seulement à rassembler les premiers matériaux.

Sans doute, il est encore éloigné l'avenir que nous cherchons à entrevoir ! Sans doute, d'ici là, bien des solutions prématurées seront données avec plus ou moins de succès de ces hauts problèmes ; mais l'anatomie pathologique, placée comme un phare à l'en-

(1) Ainsi, c'est la physiologie qui a servi de base à une des meilleures classifications des lésions organiques, celle de M. Andral.

trée de la science, servira du moins à rallier les esprits, à rendre
impossible le succès durable de ces aberrations systématiques qui
firent dévier si souvent la médecine de la bonne route. À toutes
les époques de la science d'ailleurs (et les ruines accumulées dans
l'histoire des doctrines en sont la preuve), les systèmes *à priori*,
enfans illégitimes d'inductions hasardeuses, sont venus se briser
contre les faits, et un seul a souvent suffi pour renverser l'échafaudage le plus habilement construit; car l'erreur n'a qu'un
temps, et ne fait que tenir la place d'une vérité qui n'est pas encore découverte (1).

CHAPITRE VI.

Des méthodes employées dans l'étude de l'anatomie patho-
logique, sous le rapport de l'influence qu'elles ont
exercée sur la médecine.

L'influence qu'exerce tel ou tel ordre de connaissances sur les
sciences auxquelles ces connaissances s'appliquent, ne résulte
pas seulement de l'importance intrinsèque des objets dont elles
s'occupent, mais encore de la méthode que l'on a suivie dans leur
recherche.

C'est la méthode en effet qui, ralliant à un centre commun
de faits isolés, sans lieu commun, leur donne une valeur scientifique ; c'est elle qui permet de découvrir dans l'ensemble de ces
faits ainsi systématisés le point d'où l'on est parti, la route que
l'on suit, le but où l'on tend.

_____

(1) Nous serions injustes envers les hommes honorables qui, se dévouant à une
tâche moins brillante qu'utile, ont su braver l'espèce d'impopularité qui s'attache,
pour un temps, aux adversaires des théories *à la mode*, si nous ne rappelions que
l'esprit de système a trouvé de nos jours dans les professeurs de nos écoles, dans
les médecins placés à la tête de nos hôpitaux, des résistances d'autant plus redou-
tables, qu'elles prenaient leur point d'appui dans l'anatomie pathologique elle-
même.

Arrêtons donc un instant nos regards sur les méthodes tour-à-tour employées dans l'étude de l'anatomie pathologique : elles nous présenteront sous un jour nouveau la question qui nous occupe.

Les premières recherches nécroscopiques avaient été faites à la remorque des hypothèses dominantes qu'elles tendaient , non pas encore à ébranler , mais au contraire à corroborer. Trop grande était la foi médicale aux théories régnantes , trop peu nombreux et trop imparfaits les premiers essais de cette science, pour que les anatomo-pathologistes pussent songer à se mettre à la place des systématiques accrédités.

Ainsi point de méthode dans ces premiers essais , ébauche imparfaite d'une science non viable.

Cependant , à mesure que les recherches se multipliaient , le nuage à travers lequel on avait observé les faits se dissipait , et l'on finit par s'apercevoir que les travaux entrepris pour étayer les hypothèses dominantes leur étaient positivement contraires. Au milieu de ce discrédit des vieilles doctrines, l'investigation cadavérique qui en était le premier mobile , devait prendre de plus en plus faveur. L'impulsion donnée par Morgagni avait produit les travaux de E. Sandifort , de Ludwig, de Van Dœveren , de Walter, de Meckel, de Hunter, de Baillie, de Lieutaud, de Vicq-d'Azyr , et tant d'autres. J'oubliais Portal ; Portal qui , mettant l'anatomie normale en regard de l'anatomie morbide , montrait comment elles s'éclairent l'une par l'autre , combien elles sont toutes deux utiles au praticien; mais le souffle vivifiant de la méthode n'animait pas encore ces immenses recherches ; (car on ne peut donner le nom de méthode à l'ordre anatomique adopté par Morgagni). D'ailleurs , la faveur dont jouissaient alors les nosologies retardait les progrès de l'esprit nouveau.

Cependant Bordeu avait jeté , dans (1) le monde médical , ses

(1) Grande vue que cet homme célèbre exagéra malheureusement en ne voulant reconnaître que deux lésions communes à tous les tissus : l'inflammation et le squirrhe.

grandes vues , et fait sentir mieux que jamais la nécessité de rattacher les maladies aux organes. S. Hunter avait divisé les
phlegmasies internes en séreuses et en muqueuses , et Pinel avait
fondé sa belle classe des phlegmasies sur la distinction des tissus ,
lorsque parut Bichat, qui, fécondant les idées de ces grands maî-
tres, créa l'anatomie générale, cette belle introduction à l'anatomie morbide ; démontra que chaque mode de lésion organique
présente des phénomènes constamment semblables dans les organes appartenant au même système , quelque différentes que
soient d'ailleurs leurs fonctions ; donna enfin aux études orga-
nico-physiologiques cet admirable élan qui devait renouveler la
médecine.

Jusque-là les lésions organiques avaient été subordonnées aux
symptômes. Dans l'époque qui va suivre, la tendance aux idées
positives se prononçant de plus en plus, et l'anatomie pathologique
se constituant en science indépendante, ce sont les symptômes que
l'on subordonna aux lésions organiques, qui seront l'objet d'un
examen plus approfondi , et remplaceront les causes occultes ,
mécaniques, humorales ; l'investigation cadavérique, enfin, ten-
dra à devenir la clef de la pathologie.

Laennec et Dupuytren, continuant les travaux ébauchés de Bichat, coordonnent les connaissances acquises , classent les lésions
organiques d'après les considérations empruntées à l'étude de ces
lésions elles-mêmes , étudient le mode de leur production , leurs
transformations successives, et popularisent la science nouvelle
par leur enseignement. Corvisart la rattache à la pratique par ses
excellentes leçons cliniques, par le soin qu'il met à ouvrir les corps
des malades qui meurent dans ses salles. Bayle met au jour ses excellentes recherches. Formé à l'école de Dupuytren, M. Cruveilhier,
le premier en France , publia un traité spécial d'anatomie pathologique (1).

(1) *Essai sur l'anatomie pathologique*. Paris, 1836 , 2 vol. in-8.—*Anatomie pathologique du corps humain ,* avec figures coloriées. Paris, 1830 et suiv., in-fol.

C'est à cette époque, si riche en beaux talens, que l'anatomie pathologique prend rang parmi les sciences médicales, et que Laennec et Dupuytren posent les fondemens de cette *méthode anatomique* dont les travaux remplissent si glorieusement les commencemens du dix-neuvième siècle en France. Si en cela ces ingénieux observateurs furent infidèles à la pensée de leur maître Bichat, c'est ce que nous examinerons tout à l'heure : nous avons ici une question préalable à discuter.

On a blâmé les médecins de notre âge d'avoir fait une branche spéciale, une branche en quelque sorte à part d'un ordre de recherches qui ne peut être utile, dit-on, qu'à la condition de ne jamais se séparer de l'observation clinique et de la physiologie pathologique, d'avoir ainsi engagé la médecine dans une fausse direction, et favorisé la tendance de ceux qui, au lieu de regarder l'examen nécroscopique comme un instrument de plus pour l'investigation des maladies, veulent lui subordonner toute la médecine.

D'abord, le nombre des observations était immense. La science pliait sous le faix, sans grand profit jusqu'alors pour la pratique, et une confusion inextricable menaçait de s'emparer de cette branche de nos connaissances. On ne se reporte pas assez, non plus, en faisant ces reproches, à l'état de la science à l'époque où la jeune école anatomique se livrait à ses travaux ; n'était-il pas urgent de séparer l'anatomie morbide d'une pathologie erronée en une foule de points, et à laquelle elle n'avait que trop long-temps servi de commentaire ? et puis, ne fallait-il pas étudier les dégénérations organiques à leurs diverses phases d'accroissement ? les rapprocher par ce qu'elles ont d'analogue ? déterminer leur fréquence absolue et relative ? Tout cela n'était cependant possible qu'à la condition de soumettre à des recherches attentives et uniformes tous les cadavres dont on pouvait disposer. Sans doute il ne fallait pas perdre de vue que cette partie descriptive n'est qu'un moyen d'arriver à la connaissance du fond, ou à recomposer la synthèse qui doit présenter l'état morbide dans son ensemble. La classification des lésions organiques ne facilitait-elle pas celle des maladies ?

La marche était donc celle que réclamaient les intérêts de la science.

Cependant, à côté de l'école anatomique, concentrée dans l'étude des lésions en elles-mêmes, en garde contre les inductions de l'esprit, et puisant toutes ses données dans la dissection laborieuse des produits morbides, une autre école s'était élevée, appuyée sur le grand nom de Bichat, dont elle se disait appelée à continuer l'œuvre, ayant essentiellement pour but de rattacher les altérations organiques à leurs causes physiologiques, impatiente de trouver dans les faits anatomiques une formule générale qui les contînt tous (1).

Si l'on exige maintenant que nous donnions notre avis relativement à l'utilité comparée des méthodes suivies par ces deux écoles, nous répondrons qu'il y a là, à notre sens, une question d'opportunité, beaucoup plus que de prééminence. Expliquons-nous.

Celui pour qui l'anatomie pathologique tout entière serait à tout jamais dans l'examen nécroscopique des organes lésés, sans autre but que celui de mettre en regard les lésions avec les symptômes qui leur correspondent, qui, s'enfermant dans le cercle étroit des descriptions anatomiques, penserait que la recherche des lois qui président à ces lésions nous est absolument interdite, celui-là fermerait sans doute tout avenir à la science. Mais aussi dans quelles erreurs risque de la précipiter celui qui, trop dédaigneux de l'observation patiente et attentive des formes, veut arriver de prime abord à la connaissance des causes cachées der-

_____

(1) Déjà l'école de Hunter avait entrepris quelques travaux dans cette direction, mais sans les rattacher à un lien systématique, sans les embrasser dans leur ensemble ; tentatives prématurées d'ailleurs, qui ne pouvaient conduire qu'à des vues très-hasardées. C'est ainsi qu'Abernethy prétendait ramener toutes les productions morbides à une sorte d'unité, en les considérant comme provenant de la partie coagulable du sang. (J. Dezéiméris, p. 5.)

rière, formuler des lois avec un nombre de faits insuffisant, auxquels il faudra suppléer par des hypothèses !

Appelés à frayer de nouvelles voies à la science, les anatomopathologistes du dix-neuvième siècle durent préférer d'abord la méthode anatomique, qui menait à des résultats plus positifs sinon plus élevés ; plus sûrs, si ce n'est plus rapides. Leur mission, plus utile que brillante, fut d'élever péniblement les fondemens de l'édifice dont le couronnement était réservé à l'avenir. A Dieu ne plaise que nous cherchions à contester les grands services rendus à la science par les observateurs qui prirent pour point de départ la méthode physiologique ! néanmoins les erreurs incontestées dans lesquelles ils sont tombés n'ont-elles pas eu précisément pour cause le point de vue où ils s'étaient placés ?

Aujourd'hui que les germes féconds sortis de ces deux écoles ont fertilisé le sol de la science, il y aurait peu d'esprit philosophique à parquer l'observation dans la seule contemplation des formes des lésions organiques ; il faut pénétrer dans leur structure intime, dans le secret de leur origine, saisir le mécanisme et les conditions régulières de leur formation, leurs diverses phases de développement, marcher enfin à la recherche des lois pathogéniques. Telle est la voie féconde qu'ouvrent en effet à la science les anatomo-pathologistes les plus distingués de nos jours. Ainsi M. Andral, rattachant les lésions organiques à la physiologie positive, reconstruit avec des données plus larges l'édifice auquel M. Broussais n'avait voulu donner pour clef de voûte qu'un seul fait, l'irritation. Ainsi le savant Lobstein cherche les lois des productions morbides dans l'examen comparé des organes malades avec l'état sain, dans l'étude des parties qui ont avec eux des analogies de sympathie ou de structure, dans l'état des humeurs, et surtout dans la part immense qu'a l'influence nerveuse sur les phénomènes de l'organisation. M. Cruveilhier poursuit à travers les divers changemens de forme les types fondamentaux des altérations organiques, cherche à déterminer l'élément organique primitivement et principalement affecté ; les étudie dans

7

leurs évolutions, dans leur état embryonnaire d'abord, pour me servir de ses expressions, puis dans leur état fœtal, et dans leur état parfait.

L'anatomie pathologique *comparée*, riche filon que l'on commence seulement à exploiter, promet d'abondantes richesses à qui saura l'exploiter (1). Peut-être devra-t-on à la connaissance plus approfondie de la nature des agens impondérables, et des phénomènes électro-magnétiques, de précieuses révélations sur ce fluide impondérable qui paraît émaner du système nerveux. Mais n'anticipons pas sur l'avenir, et sachons nous arrêter là où les faits nous abandonnent.

CHAPITRE VII.

Des erreurs que l'anatomie pathologique a introduites dans la science.

Les jugemens les plus divers ont été portés sur l'influence que l'anatomie pathologique a exercée en médecine, depuis cinquante ans.

Il semble qu'on ait pris à tâche de prouver que nous ne saurions nous entendre, même en ce qui touche les faits palpables, matériels, ce qu'il y a de plus positif en un mot dans cette science.

Mais, en y réfléchissant un peu, on voit que cette divergence d'opinions tient beaucoup moins au degré de certitude dont est intrinsèquement susceptible cette branche importante de nos connaissances, qu'à la position particulière de ceux qui l'ont jugée.

Loin de se dégager de toute idée préconçue, ainsi que le bon sens en dicta jadis le précepte par la bouche de Descartes, ils ont appelé la science nouvelle à la barre de leurs théories, et c'est

(1) Citons aussi les expériences sur les animaux, dans le but de développer chez eux certaines maladies.

sous l'empire de fascinations systématiques qu'ils ont porté leurs arrêts. D'autres, plus frappés des erreurs dans lesquelles sont tombés quelques observateurs, en se couvrant du manteau de l'anatomie pathologique, que des services rendus à l'art de guérir par ce nouveau mode d'investigation, ont confondu ce qui était de son essence, avec ce qui ne lui appartient qu'accidentellement, et dans la lutte qu'ils ont eu à soutenir contre l'exagération sophistique d'un principe, se sont laissé peut-être entraîner à cette opposition systématique prompte à se raidir indistinctement contre tout ce qui émane du même ordre de faits.

Nous ne le nierons pas : l'anatomie pathologique a dû être, a été la source de nombreuses erreurs, soit par elle-même, soit du côté des observateurs qui l'ont cultivée.

1° Par elle-même, parce qu'il est des altérations organiques qui se dissipent à la mort, parce qu'il en est d'autres qui tiennent à l'âge, à une conformation innée, ou qui sont si légères qu'elles échappent le plus souvent à l'observateur, parce que la couleur et la consistance, sur lesquelles s'arrête principalement l'examen nécroscopique, sont, de toutes les propriétés des corps organiques, les plus sujettes à subir les modifications que leur impriment nécessairement les lois physiques, dès que la vie s'éteint, et que la décomposition vient, en vertu de ces lois, s'emparer des restes inanimés de l'homme. Un médecin qui a fait ressortir avec le beau talent d'analyse qu'on lui connaît, les avantages, aujourd'hui peut-être trop méconnus, que l'on peut tirer de la séméiotique, a dit avec raison : « Il faut se méfier de toutes ces altérations que » l'on trouve à l'ouverture des cadavres, et qui ne conservent ni » avec l'éclat de santé, ni avec les symptômes de la maladie qui » a précédé, aucun rapport, aucune analogie ; et l'anatomie pa-» thologique offre une foule de cas semblables. (*Séméiol. gén.*, t. 1.) »

2° *Du côté de l'observateur*, soit à cause de la fascination qu'exercent sur lui des idées systématiques, soit parce qu'il manque ou de la science de l'anatomiste, ou de cette sûreté de jugement, de cette sagacité peu commune, de cette expérience qu'il faut posséder pour démêler au milieu d'altérations organiques complexes, ce qui est épiphénomène, effet, complication. Sans-doute la science est *une*, comme la vérité; mais *l'application* est laissée tout entière au praticien. Il ne suffit pas d'avoir constaté telle ou telle lésion, il faut en faire une juste appréciation.

D'accord sur ces faits avec les médecins de toutes les opinions, nous différerons de plusieurs d'entre eux quant aux conclusions qu'on peut en tirer, ou du moins quant à leur portée. Il y aurait, selon nous, de l'injustice à confondre les erreurs dont l'anatomie pathologique a pu être *l'occasion*, avec celles dont elle aurait été à proprement parler *la cause*. Ainsi celles que nous venons de signaler sans déguisement, tiennent à deux causes générales :

1° *Du côté de la science*, à l'imperfection qui accompagne nécessairement des travaux entrepris dans une voie non frayée. Quelle est donc la science sortie tout éclose de l'intelligence de l'homme, comme la Minerve, du cerveau de Jupiter ? Quelle est celle qui n'a pas, dans son premier enfantement, donné naissance à des erreurs que le temps, des observations nouvelles ont effa-cées? Qu'on nous cite une science qui, dans l'espace de cinquante années (1), ait été le mobile d'un plus grand nombre de décou-vertes, qui ait consacré autant de vérités lumineuses en médecine pratique que l'anatomie pathologique? Quoi ! Vous avez été plus de deux mille ans à fonder laborieusement la médecine sur la seule considération des phénomènes extérieurs, et vous exigez que, dans l'espace d'un demi-siècle, l'étude de ces altérations qui se dérobent à nos regards et s'enveloppent de toutes les obscurités

---

(1) Bien que telle soit la date des travaux les plus importans en anatomie patholo-gique, il ne faut pas oublier que, même dans les premières années de ce siècle, les autopsies se faisaient avec beaucoup de négligence. Ainsi Pinel lui-même ne faisait le plus souvent ouvrir que celle des cavités splanchiques qu'il soupçonnait être le siége du mal. « Je n'exagère pas, disait M. Mérat en 1816, lorsque j'avance que cette science est une énigme pour la très-grande majorité des médecins. Il n'y a peut-être pas vingt personnes à Paris capables d'entendre d'une manière satisfai-sante les ouvrages qui en traitent. » (*Journ. de méd.* de Sédillot, t. 57.)

de la mort, vous donne irrévocablement et d'un seul jet, une science complète (1) .!

2° Relativement aux erreurs qui tiennent à l'imperfection des connaissances de l'observateur, à ses préoccupations théoriques, depuis quand a-t-on rendu une science responsable du mauvais usage qu'on peut en faire, des inductions fausses qu'on a tirées des faits , lui oppose-t-on enfin une fin de non-recevoir, tirée des difficultés qu'elle offre ?

En vain objectera-t-on qu'en tout temps un aveugle systématisme n'a cherché dans les organes que ce qu'il y supposait; qu'en ne s'attachant qu'aux seules lésions dont l'existence pouvait servir d'appui à des idées préconçues , il a négligé comme secondaires des faits essentiels qui se trouvaient en opposition avec elle. Ce reproche ne peut-il s'adresser avec plus de fondement encore à tous nos autres moyens d'exploration clinique, à l'étiologie, à la symptomatologie , à la thérapeutique ? Croyez-vous, par exemple, que l'anatomie morbide puisse arriver, par l'autopsie, à d'aussi grandes aberrations que l'homœopathie par son analyse symptomatique? Mais il y a eu, à mon avis, dans cet entraînement général vers l'étude exclusive des altérations organiques, des inconvéniens plus graves, et qui peuvent donner lieu à des reproches plus fondés , parce qu'ils ne tiennent pas seulement à la faveur éphémère d'une théorie. Non seulement cette recherche assidue de maladies dont on croyait pouvoir se rendre compte par les lésions de quelques solides, a fait négliger la considération des phénomènes vitaux auxquels elles sont subordonnées , a accrédité cette fausse idée , que tout trouble fonctionnel s'accompagne

---

(1) Nous mesurons tout à l'étendue de notre vie ; les périodes de la science nous semblent devoir être celles de notre existence ; mais ce n'est pas ainsi que l'esprit humain marche ; ce n'est pas par année qu'il compte pour accomplir son œuvre, c'est par siècles. S'il est perfectionné, ce n'est pas en ligne droite , c'est *en spirale*, comme disait ingénieusement Mme de Staël. Voyez quel immense détour il a fait avant d'arriver à l'anatomie pathologïque.

nécessairement de désordres matériels applicables à nos sens ;
mais elle nous a fait perdre aussi de vue l'origine constitutionnelle d'une foule de maladies locales, les phénomènes critiques
des maladies ; elle a détourné notre attention de ces influences
épidémiques qui gouvernent despotiquement la maladie, et récla-
ment les traitemens les plus divers, en présence des mêmes lésions
organiques ; faits bien propres à nous prouver avec quelle défiance
il faut adopter l'opinion de ceux qui voudraient donner pour base
unique à la pathologie les faits anatomiques.

Enfin, comme on circonscrivit l'anatomie morbide dans l'étude
des altérations des solides, elle contribua à affermir le règne absolu de ce solidisme exclusif, qui laissait en dehors de son cadre
étroit tant de faits inexpliqués (1).

Mais les abus passent, les services demeurent, et la science
qui a pu conquérir à la médecine une supériorité si décidée sur
les siècles précédens, ne peut déchoir du rang élevé qu'elle occupe. Par un privilége même qui n'appartient qu'aux choses essentiellement utiles, et dans le vrai, l'anatomie pathologique
bien comprise, met fin à toutes les erreurs nées de l'anatomie
pathologique mal interrogée ; là où est le mal, là est le remède ;
aussi doit-elle être à l'abri de ces réactions qui n'atteignent que
ce qu'il y a d'exagéré dans les conceptions humaines, et viennent
se briser contre les principes éternels du vrai.

(1) Quelques médecins persistent à exclure du domaine de l'anatomie pathologique
les altérations des liquides, sous prétexte qu'elles ne présentent pas un ensemble
de faits suffisant, un corps de recherches susceptibles d'entrer dans un cadre scientifique de pair avec les lésions des solides. Mais si l'on n'en parle pas dans un traité
d'anatomie pathologique, où donc en parlera-t-on ? et les passer sous silence, est-
ce le moyen de travailler à leur avancement ? Si, pour prendre rang parmi nos
sciences, un ordre de faits quelconque devait n'offrir aucune page en blanc, combien, à votre compte, en resterait-il en médecine ? et dans l'anatomie pathologique
elle-même, combien ne trouveriez-vous pas de ces lacunes, de ces faits d'attente,
qui ne sont là que pour appeler l'attention sur eux ? Si le mot anatomie pathologique
n'a plus une compréhension suffisante, qu'une autorité compétente en propose un
meilleur, et qu'à cela ne tienne ! On en forge tant dont la nécessité est moins jus-
tifiée !

SECONDE PARTIE.

De l'influence qu'a exercée l'anatomie pathologique sur la connaissance des maladies en particulier.

On ne dit plus : je crois, je pense ; mais, *j'ai vu.*
(Réveillé-Parise , *Journal de médecine*
de Sédillot.)

Quelques mots sur cette seconde partie.

Après avoir, dans la première partie de ce travail, envisagé la question sous le côté *philosophique*, j'ai eu principalement pour but, dans cette seconde partie, de la présenter sous le point de vue *pratique*, ou des faits. J'ai pensé que je serais plus concluant encore, si j'offrais, comme pièces à l'appui de la thèse soutenue précédemment, l'état actuel de nos connaissances en pathologie, comparé à ce qu'il était avant les travaux des anatomo-pathologistes modernes. Ce n'est pas un travail d'érudition que je me suis proposé de faire ; un tel travail n'eut pas rempli mon intention. Quand j'aurais découvert, en effet, que tel observateur, enseveli depuis des siècles sous la poussière de nos bibliothèques, décrivit le premier telle lésion organique dans telle maladie, qu'en aurais-je pu conclure, pour l'état de la science à cette époque, si ce fait ne fut connu que d'un nombre plus ou moins restreint de lecteurs et oublié avec eux ? Dans une histoire *ex professo* de l'anatomie pathologique, rien de mieux sans doute que d'en tenir compte ; mais dans l'étude *de l'influence* qu'elle a exercée sur la science , j'ai cru devoir me borner plutôt aux faits qui ont passé dans la masse commune, qui, ayant pris racine dans la science, sont, en quelque sorte, du domaine public, et non pas seulement la propriété de quelques érudits qui se la transmettent *bibliographiquement.*

Il ne s'agissait donc pas ici de citer les innombrables travaux entrepris depuis Morgagni : c'eût été se perdre sans fruit dans une immensité de détails étrangers à la question ; il fallait choisir, dans le nombre, ceux qui avaient influé le plus sur la marche progressive de la science, sans jamais perdre de vue le point d'où l'on était parti. Une crainte qui m'a préoccupé dans cette appréciation de travaux contemporains, presque autant que celle d'un insuccès, c'est celle d'avoir été injuste, sans le vouloir, envers des travaux honorables, omis par oubli ou par ignorance.

Je recevrais donc, à cet égard, si cet essai était destiné à voir le jour, les critiques de mes confrères, avec tout l'empressement qu'on met à réparer un tort involontaire.

CHAPITRE PREMIER.

Maladies de l'appareil cérébro-spinal.

Quand on réfléchit aux difficultés de toute sorte qui entourent l'étude des maladies des centres nerveux, et qu'en reportant les yeux trente ans en arrière, on voit de quelles obscurités elles étaient encore enveloppées à cette époque, peut-on se défendre d'admiration pour des travaux qui dans un si court espace de temps ont jeté tant de lumières sur leur diagnostic, sur leur traitement !

Le mot *phrenesis* (φρένησις) désigne dans la pathologie de nos devanciers l'inflammation des méninges, qu'on ne distinguait pas en général de l'inflammation du cerveau (1). Morgagni croit que dans la phrénésie la substance même du cerveau est enflammée. C'était aussi l'opinion de Willis. Bichat lui-même, dont

---

(1) « Usus apud veteres et recentiores obtinuit ut vocabulum hoc acciperetur de delirio continuo cum febre acutâ, et inflammatione internâ cerebri, et meningum ejus conjonctâ. » (Cast. *Lexic.*)

les grandes vues sur la distinction des tissus dans l'état de santé et de maladie, ont tant contribué aux progrès de la science, Bichat pensait que l'inflammation du cerveau est toujours consécutive à celle de ses membranes. Pinel essayait sans beaucoup de succès de distinguer l'une de l'autre, et ne trouvait rien de mieux à faire à cette époque (1798-1805), que d'appeler au secours de la médécine interne les observations de phlegmasies cérébrales par suite de causes externes.

Déjà cependant quelques observateurs, appuyés de recherches nécroscopiques, avaient cherché à assigner le diagnostic différentiel des diverses formes de l'encéphalite ; mais c'était là, en général, des faits isolés, des opinions propres à leurs auteurs seulement, et qui n'avaient pas encore passé dans la pratique.

Il y a plus, c'est que rien n'était moins commun dans la manière de voir des praticiens de cette époque, que des phlegmasies principales de l'encéphale. Le petit nombre de celles auxquelles il était impossible de refuser ce caractère, étaient rapportées comme des faits nouveaux ou rares, et les nosologistes ne les inscrivaient presque que pour la forme dans leurs cadres. Parcourez les relevés des maladies, publiés par les médecins d'hôpitaux, à une époque même plus récente, à peine y rencontrerez-vous quelques cas d'inflammation du cerveau et de ses membranes. Si vous voulez les trouver, il faut les chercher aux mots *fièvres nerveuses, ataxiques, hydrocéphale, apoplexies, névroses,* etc. Quant aux encéphalites consécutives à l'affection d'autres organes, elles constituaient simplement dans l'histoire de celles-ci des *variétés,* et l'on ne songeait pas à diriger contre elles un traitement spécial. Que résultait-il de tout cela ? que la thérapeutique des encéphalites était livrée, le plus souvent, à tout ce que le traitement des fièvres dites essentielles avait d'irrationnel et d'incendiaire. Comment, en effet, ne pas croire les toniques, les excitans indiqués, quand on part de la seule considération des phénomènes extérieurs groupés sous le nom de *fièvres ataxiques ?* Comment, sans le témoignage irrécusable de l'anatomie pathologique, juger que cet état réclame les évacuations sanguines (1)?

Il faut arriver aux premières années de ce siècle, et notamment aux recherches de M. Récamier et de ses élèves, pour trouver dans l'histoire des phlegmasies cérébrales cette précision que des travaux bien faits d'anatomie pathologique, pouvaient seuls leur donner.

Le *ramollissement* que l'on trouve désigné d'une manière assez vague dans quelques anciens pathologistes, sous le nom de *sphacèle* du cerveau, et dont Morgagni avait cité quelques cas, mais que l'on continuait à confondre dans la pratique, sous les noms d'apoplexie, de fièvre maligne, ataxique, etc., avait été observé par Bayle sous un point de vue étranger à sa véritable nature. M. Rochoux étudia avec soin cette lésion qu'il rattacha à l'histoire de l'apoplexie. Un médecin de la Grande-Bretagne, Abercrombie, s'en occupa après lui, et l'envisagea comme le résultat d'une phlegmasie chronique. Enfin MM. Rostan (le premier en date) et Lallemand tracèrent l'histoire anatomique et symptomatologique de cette lésion dans toutes ses périodes, et sous deux points de vue peut-être également vrais. M. Andral, réunissant les observations de ses prédécesseurs aux siennes, en donna récemment la description la plus complète que l'on ait encore eue. Il distingua les cas où le ramollissement, suivant une marche franche, peut être diagnostiqué avec facilité, de ceux où, ne se révélant que par des symptômes propres à l'hémorrhagie

---

(1) La part importante qu'a prise l'anatomie pathologique à l'histoire d'un phénomène qui domine la pathologie tout entière, l'*inflammation*, suffirait seule pour donner une idée de l'immense influence que cette science a dû exercer sur la médecine; bornons-nous à signaler ici les recherches relatives à l'état des vaisseaux capillaires dans les tissus enflammés, les différences qu'offre ce travail morbide dans l'état aigu et chronique, dans l'état de congestion simple ou d'inflammation; enfin l'étude des suites principales de cette lésion, notamment la suppuration, les fausses membranes et leur organisation. (Voir le savant article que M. Dezéiméris a consacré à ce sujet dans son Mémoire.)

cérébrale, à certaines variétés de méningite, à certaines productions accidentelles, il n'en peut être facilement distingué. Il admit des ramollissemens de nature sthénique, asthénique, et d'autres qui proviendraient d'une perversion de l'action vitale, inconnue dans sa nature. Déjà MM. Abercrombie et Bouillaud,
dans de bonnes monographies sur l'encéphalite, avaient traité la
question dans son ensemble; et ce dernier, joignant aux travaux
de ses devanciers ses propres recherches, avait tenté de donner
une précision plus grande à la science, en cherchant à déterminer,
par un habile emploi de l'anatomie et de la physiologie pathologique, le point précis de l'encéphale qui est affecté. Plusieurs observateurs distingués ont poursuivi le même but; et si les conclusions auxquelles ils sont arrivés sont souvent contracdictoires, si
les faits négatifs publiés par M. Andral, ébranlent malheureusement plusieurs assertions trop hâtivement formulées en lois, les
uns comme les autres ne donnent pas moins une haute idée des
admirables résultats auxquels peut conduire l'anatomie pathologique, et la vive lumière qu'elle est susceptible de jeter, non
seulement sur la séméiologie, mais encore sur l'analyse de nos
facultés morales.

Revenons à la phlegmasie des enveloppes cérébrales, à laquelle
s'applique plus spécialement le terme de *phrénésie*, employé par
les anciens pathologistes, qui déjà avaient reconnu que le délire
est un des symptômes les plus constans de l'inflammation des méninges, bien qu'ils ne cherchassent pas, comme nous l'avons vu,
à la distinguer de la cérébrite: soit qu'ils crussent qu'il y avait
toujours co-existence, et que cette distinction était impossible;
soit parce que l'anatomie de texture n'avait pas encore porté son
flambeau dans la pathologie, et par suite de cette même ignorance, qui faisait confondre la péritonite avec l'entérite, la
pneumonie avec la pleurésie. Bichat lui-même pensait que de
toutes les séreuses, l'arachnoïde est la moins fréquemment atteinte. Il ne vécut pas assez peut-être pour se soustraire complétement, sous ce rapport, aux idées accréditées de son temps, et

reconnaître la véritable nature des fièvres ataxiques, nerveuses, etc. La même incertitude régnait encore dans la science
pendant les premières années de ce siècle (1). MM. Martinet et
Parent-Duchâtelet donnèrent les premiers, sous les auspices de
M. Récamier, une histoire complète de l'arachnitis cérébrale et
spinale, basée sur des recherches exactes d'anatomie pathologique. Ce qu'il y avait surtout de neuf dans leur travail, c'était
les tentatives qu'ils faisaient pour assigner à l'inflammation de
chacune des parties de l'arachnoïde ses signes particuliers. D'autres observateurs ont marché depuis dans la même voie. Des recherches ultérieures ont prouvé, cependant, qu'en cette occasion
comme en beaucoup d'autres, on s'était trop hâté de généraliser,
et que ce n'est que dans un certain nombre de cas qu'on peut assigner,
avec quelque certitude, le siége de la lésion. M. Andral, notamment,
s'est attaché à démontrer qu'aucun des désordres que peut présenter, soit la sensibilité, soit la motilité, ne coexiste nécessairement
avec telle ou telle forme de lésions anatomiques ; que tel ensemble
de signes, attribué à la méningite, peut se montrer, soit sympa-
thiquement par suite du trouble d'autres organes, et sans lésions
sensibles de l'encéphale, soit à la suite de lésions insuffisantes
pour expliquer la mort, puisqu'on voit mourir, sans symptômes
cérébraux, des sujets dont les membranes péricéphaliques étaient
bien plus profondément lésées. Ce qui n'est pas susceptible de
contestation, ce sont les connaissances exactes que l'on a acquises
sur le véritable siége de la méningite, d'abord vaguement rap-
portée aux méninges en masse ; puis, plus tard à l'arachnoïde
seule, enfin plus récemment à la pie-mère et au tissu cellulaire
sous-jacent. Des critiques peu soucieux, à ce qu'il semble, de ce
que la médecine peut gagner en certitude, et par là même en di-
gnité et en ascendant moral, ont demandé si ces distinctions
étaient de quelque utilité pratique. Mais s'il est vrai que la phy-

_____

(1) Nonobstant quelques travaux estimables, notamment la dissertation de Her-
pin (1803). *Voyez* la deuxième édition de la *Nosogr. philosoph.*

sionomie de la maladie change selon les parties de l'encéphale en-
vahies, ne faut-il pas tenir compte de ces différences? En vérité,
quand on compare les résultats pratiques consignés par Pinel dans
sa Médecine clinique, avec ceux qu'a obtenus de nos jours, dans
des cas analogues, M. le professeur Lallemand, on devrait sentir
la critique expirer sur les lèvres.

On n'a sur l'*hydrocéphale aiguë* des connaissances positives
que depuis l'époque où les recherches d'anatomie pathologique
ont commencé à être en faveur. Cette maladie rentrait autrefois,
pour la plupart des cas, dans l'espèce d'apoplexie qu'on nommait
séreuse. Quin de Dublin (1780) considéra le premier l'épanchement comme secondaire, et la maladie elle-même comme consis-
tant en une congestion sanguine du cerveau. Whytt lui donna
son nom, et en fit une espèce morbide entièrement distincte de
l'apoplexie. Les recherches anatomiques entreprises depuis
lors, les travaux d'Odier, de Cheyne, de Gœlis, de Coindet,
de MM. Bricheteau et Charpentier, et d'une foule d'observateurs
distingués en France, n'ont rien laissé à désirer sur la connaissance du siége de cette maladie, et sur le rapport des lésions organiques avec les symptômes. Il n'en est pas tout-à-fait de même
des altérations de la substance cérébrale; les uns cherchant à les
rattacher à une simple méningite de la base, tandis qu'aux yeux
d'un plus grand nombre, l'hydrocéphale aiguë est une phlegmasie d'un ordre spécial.

On sait par combien d'hypothèses chimériques les anciens, pos-
sédés de la manie des explications, avaient cherché à se rendre
compte des affections nombreuses comprises sous le terme vague
d'*apoplexie*. Les autopsies plus fréquentes, les observations de
Wepfer, de F. Hoffmann, de Morgagni, etc., débrouillèrent un
peu dans la suite ce chaos. Comme on avait reconnu dans le crâne
des individus qui avaient succombé des symptômes regardés
comme propres à l'apoplexie, tantôt des épanchemens de sérosité,
tantôt des épanchemens sanguins, quelquefois enfin nulle lésion
appréciable, ce fut le point de départ que l'on prit pour admettre

la distinction de l'apoplexie en *séreuse*, *sanguine* et *nerveuse*. Il ne faut pas croire néanmoins qu'on ne reconnût comme telles, dans la pratique, que des hydrocéphales aiguës, des hémorrhagies, de simples congestions cérébrales, ou même des névroses apoplectiformes. Comme on ne savait rien sur la plupart des formes de l'encéphalite, sur le ramollissement et la séméïologie, sur les différentes lésions organiques qui peuvent avoir leur siége dans l'organe encéphalique, toute affection qui débutait, ou même se terminait par une suspension plus ou moins brusque, plus ou moins complète du sentiment et du mouvement, était une apoplexie. D'un autre côté, on méconnaissait et l'on rangeait dans la classe des paralysies essentielles celles qui ne s'annonçaient que par une lésion de la motilité. La thérapeutique était basée sur ces divisions dont elle partageait l'obscurité ; les émissions sanguines, les vomitifs, les purgatifs, les toniques, les rubéfians étaient tour-à-tour conseillés selon l'apparence illusoire de sthénie ou d'asthénie, de pléthore ou d'anémie. Aussi rien n'était jugé plus difficile que de saisir les indications curatives propres au genre d'apoplexie qu'on avait à traiter. C'était à l'anatomie pathologique à porter la lumière dans ce chaos. A mesure que les recherches nécroscopiques se multiplièrent, que l'on connut mieux le mode de production des hémorrhagies et les altérations concomitantes de la pulpe cérébrale, on put distinguer l'apoplexie des affections congénères, et son diagnostic différentiel acquit, entre les mains de MM. Rochoux, Rostan, Lallemand, etc., autant de précision qu'il offrait naguères d'incertitude. Des signes précis séparent aujourd'hui l'hémorrhagie cérébrale des épanchemens de sérosité qu'on désignait naguère sous le nom d'apoplexie séreuse, et que les prodromes, la pyrexie concomitante, la flaccidité générale des membres, le coma profond et constant, en distinguent si nettement en général. Il n'est pas moins facile de diagnostiquer la simple congestion sanguine ou hypérémie cérébrale, bien que M. Andral ait démontré que la plupart des symptômes qui se lient à l'afflux du sang vers cet organe, peuvent se rencontrer dans l'état inverse, l'anémie ; point fort obscur, et qui appelle de nouvelles recherches (1). Malheureusement pour la simplicité de l'art, il est des cas où les symptômes pathognomoniques de l'apoplexie, instantanéité de l'attaque, perte du sentiment, hémiplégie, etc., se sont rencontrés chez des individus qui n'offraient aucune trace d'épanchement ou même de lésions quelconques. Ces cas d'*apoplexie nerveuse*, ceux plus nombreux où, à la suite d'une dégénération lente du cerveau, surviennent tout à coup des symptômes apoplectiques, ont donné lieu de demander s'il convenait de restreindre le sens du mot apoplexie à l'hémorrhagie cérébrale (2), d'établir ces démarcations, vraies si l'on ne part que du point de vue anatomique, mais illusoires, dans quelques cas, par rapport aux symptômes. Le mot apoplexie représentant un groupe de symptômes identiques dans l'un et dans l'autre cas, de quel droit, a-t-on dit, le donner aux uns, le refuser aux autres? Parce que ces faits sont embarrassans, ce n'est pas une raison pour les taire : au contraire, il faut y insister ; car il s'agit d'établir ce principe quelque temps méconnu : que les lésions anatomiques ne suffisent pas toujours pour rendre compte des accidens et de la mort ; « qu'au-delà existent des conditions morbides non constatées, qui les précèdent, et qui tiennent sous leur dépendance les désordres fonctionnels. » (*Cliniq. méd.*, t. 5.)

Reste à savoir quelle valeur ces cas doivent avoir dans la pathologie : si, rares, exceptionnels comme ils sont, ils doivent faire règle, empêcher qu'on ne subordonne, dans l'état actuel de la science, les maladies aux lésions qui dans la généralité

(1) Le même pathologiste a rassemblé dans le tome V de sa Clinique des observations tendant à faire voir qu'on s'était trop hâté de généraliser quelques faits relativement au siége des facultés intellectuelles et affectives.

(2) M. Rochoux est arrivé, comme on le sait, par suite de ses nombreuses recherches, à ne donner le nom d'apoplexie qu'à une hémorrhagie par déchirure de la substance cérébrale, suite d'une altération préalable (ramollissement hémorrhagique.)

des cas, naissent, se développent, disparaissent avec elles ?

Quoi qu'il en soit de ces hautes questions dont le temps et les progrès de nos connaissances nous donneront la solution, toujours est-il que le traitement de l'apoplexie est devenu, dans la majorité des cas, aussi sûr, aussi rationnel, qu'il était naguère incertain, dangereux même ; que la connaissance du procédé merveilleux qu'emploie la nature pour la cicatrisation des cavernes apoplectiques, a mis sur la voie des soins que réclame le malade pendant la convalescence.

Citons au nombre des travaux qui sont venus enrichir la pathologie du cerveau, l'histoire, à peine ébauchée par nos devanciers, des diverses transformations ou productions morbides susceptibles de se développer dans l'encéphale, les tubercules, le cancer, les acéphalocystes, l'hypertrophie, l'endurcissement du système nerveux. M. Lallemand, poursuivant l'inflammation sous toutes ses formes, a étendu ses recherches aux différentes lésions organiques du cerveau. Bien qu'on puisse différer d'opinion sur l'étiologie qu'admet ce professeur, on ne peut contester qu'il n'ait jeté un jour tout nouveau sur les affections encéphaliques en établissant entre ces affections, naguère isolées et disséminées dans le cadre nosographique, les rapprochemens les plus lumineux ; en rattachant aux diverses phases d'une même lésion une foule de symptômes érigés en espèces indépendantes, en rétablissant, en un mot, ces rapports mutuels que les méthodes artificielles des nosologistes avaient rompus.

On pourrait presque juger *à priori* des progrès qu'a faits, dans les cinquante années qui viennent de s'écouler, telle ou telle branche de la pathologie, par l'histoire de nos découvertes en anatomie pathologique ; voyez *les névroses !* Nous croyons d'ailleurs avoir suffisamment répondu dans les autres parties de cet Essai aux objections que ne manquent jamais de puiser dans cet ordre de faits les détracteurs de cette science. Nous nous bornerons à remarquer ici, que si elle ne nous a pas révélé les conditions organiques des affections nerveuses, elle a du moins jeté un jour précieux non seulement sur leur diagnostic différentiel, mais encore sur les lésions dont parfois elles se compliquent. Il nous suffira de citer pour exemple les travaux de MM. Calmeil sur la paralysie des aliénés, de MM. Lélut, Bayle, etc., sur les altérations des méninges chez les fous. Certains symptômes érigés en affections essentielles, le plus grand nombre de paralysies notamment, ne pouvaient être bien connus qu'à l'aide de recherches nécroscopiques combinées avec les découvertes de la physiologie expérimentale; c'est seulement ainsi que l'on a pu distinguer, par exemple, les paralysies idiopathiques des nerfs de la face, de celles que produit un épanchement séreux ou sanguin.

Nos devanciers n'avaient à peu près rien fait pour la pathologie de la *moelle épinière*, sur laquelle l'anatomie morbide, unie à la physiologie, pouvait seule fournir des données positives. D'un côté, quelques altérations organiques indiquées parmi les cas rares, et sans qu'on ait songé à en tirer des applications pratiques; d'un autre, des vues purement théoriques sur la participation du cordon rachidien à diverses affections morbides, voilà tout ce qu'on possédait. C'est parmi différens phénomènes observés dans les cavités thoracique et pelvienne, et le plus souvent considérés comme affections *spasmodiques*, c'est parmi les lésions diverses de la sensibilité et de la motilité, regardées comme essentielles, ou rapportées aux névroses, que l'on retrouve, éparses, les maladies les plus saillantes du genre nerveux. Les affections chirurgicales de la moelle, et notamment les observations de Pott, mirent sur la voie des recherches, comme il était arrivé aussi pour l'encéphalite. Mais ce furent surtout les travaux modernes sur la pathologie cérébrale, qui contribuèrent à l'avancement de la pathologie rachidienne. La distinction de la cérébrite et de la méningite, la connaissance exacte des congestions séreuses et sanguines, des hémorrhagies du cerveau, conduisirent par analogie à rechercher ces mêmes altérations dans la moelle épinière. Les limites dans lesquelles nous devons nous renfermer, ne nous permettent pas d'exposer par quelle suite de faits et d'investigations

nécroscopiques, les observateurs modernes sont parvenus à per-
cer la profonde obscurité qui enveloppait cette partie de la science.
Nous ne saurions taire cependant que M. Ollivier d'Angers le
premier a pu, grâce aux progrès de la science, nous donner une
bonne monographie sur ce sujet. Rendons-lui aussi cette justice,
que le premier il a su établir d'une manière satisfaisante le diagnostic des principales lésions de cet organe. Sans doute, nombre
de points bien obscurs restent encore à éclaircir; mais qu'il nous
suffise d'avoir constaté ce que cette branche de la science doit à
l'anatomie pathologique, ce qu'elle a à en attendre.

Pour résumer ce qui précède, disons que l'anatomie pathologique appliquée à l'étude des maladies encéphalo-rachidiennes a
eu jusqu'à présent pour résultat :

1° De créer, en quelque sorte, ou, du moins, de présenter sous
leur physionomie propre et indépendante plusieurs affections
confondues sous des dénominations vagues ou fausses;

2° De faire disparaître d'autres espèces morbides, admises d'a-
près des données inexactes;

3° De jeter la plus vive lumière sur le diagnostic différentiel
des différentes lésions de ces organes;

4° De dévoiler leur véritable mode de lésion, et particulièrement la part considérable qu'y prend l'inflammation;

5° De rendre par là leur pronostic moins incertain, leur trai-
ment plus fixe, plus rationnel, plus heureux.

CHAPITRE II.

Maladies de l'appareil circulatoire.

Les médecins du dix-huitième siècle n'eurent que des idées
très-incomplètes sur les maladies du cœur, dont ils ne soupçon-
naient pas l'extrême fréquence. Les théories humorales avaient
long-temps détourné l'attention de l'étude de cet ordre d'affections, et les médecins qui en parlèrent les premiers, en traitèrent

plutôt en anatomistes qu'en praticiens. Lancisi, Sénac, Morgagni avaient, il est vrai, cherché à rattacher les symptômes aux lésions qu'ils avaient constatées sur le cadavre ; mais leurs travaux fructifièrent peu parmi leurs contemporains qui, peu familiers avec cette branche de la pathologie, continuèrent à rapporter aux poumons et à la plèvre la plupart des maladies de poitrine. Ainsi on voit Frédéric-le-Grand mourir entre les mains de Selle et de Zimmermann d'un hydrothorax consécutif à une affection du cœur, sans que ces deux praticiens célèbres paraissent avoir soupçonné la maladie primitive. Mirabeau succombe à une affection du même genre, et Cabanis dans la relation qu'il fait de la maladie du grand orateur, ne trouve que des explications humorales à donner. En lisant Cullen et les autres nosographes, on voit clairement qu'ils ont attribué à l'asthme ou à l'hydrothorax essentiels les symptômes qui appartiennent aux lésions organiques du cœur (1). On est étonné que l'exploration sphygmique à laquelle l'école de Montpellier donna, dans le dernier siècle, une extension si exagérée, n'ait pas été appliquée à la connaissance de ces affections; cependant Lancisi avait établi pour signe de la dilatation des cavités droites la pulsation des veines jugulaires.

Vers le commencement de ce siècle, un médecin français, riche de faits recueillis par ses prédécesseurs et de vingt années d'observations qui lui étaient propres, remplaça le traité de Sénac, par un ouvrage dont l'apparition fit époque dans les fastes de la science. On peut dire que de CORVISART date la pathologie du cœur. Il démontre qu'une foule de maladies confondues sous le nom vague d'asthmes, de dyspnées, de palpitation, d'hydropisies, se rattachent à différentes lésions de ce viscère. Il signala la plupart de ces lésions, distingua l'anévrysme actif, avec épaississement

----

(1) Déjà néanmoins Lancisi avait dit : « Nonnulla suffocativa asthmata, pectoris hydropisis, uno ex fonte pendent, inæqualibus scilicet vasis cordis. » (De motu cordis, etc.)

et dilatation des parois, de l'anévrysme passif avec amincissement
et dilatation ; il étudia les rétrécissemens des orifices du cœur, et
les lésions des valvules, étendit ses recherches à une foule de transformations morbides de ce viscère, aux maladies du péricarde, aux
anévrysmes de l'aorte, et rattacha ces différens états organiques
aux troubles généraux de la circulation et des autres appareils :
Ouvrage monumental, qui contenait en quelque sorte le germe
de la plupart des découvertes faites depuis, et l'un de ceux qui
inspirèrent le plus aux médecins le désir d'étudier cette science
nouvelle qui conduisait à de si brillans résultats.

Lancisi avait attribué l'hypertrophie du cœur à un engorge-
ment produit par l'obstruction et par la stagnation des fluides
viciés. Portal avait soutenu des idées à peu près analogues. Corvisart, d'accord en cela avec Sénac, expliqua l'accroissement de
volume par un obstacle mécanique à la circulation. Mais sa théorie, quoique ingénieuse, s'est trouvée en opposition avec les faits
observés depuis, notamment par Laennec et par M. Andral, qui
ont prouvé que l'hypertrophie peut exister sans obstacle mécanique au cours du sang. On avait confondu long-temps sous le nom
commun d'anévrysme des lésions fort différentes, et qui n'avaient
de caractères communs que l'augmentation de volume de cet organe. Bertin, dans un mémoire lu à l'institut en 1811, et depuis
dans l'ouvrage qu'il a publié de concert avec M. Bouillaud, fit voir
que l'hypertrophie et la dilatation étaient deux lésions fort distinctes, ce qui le conduisit à reconnaître trois formes d'hypertrophie :
1° L'hypertrophie simple, sans dilatation ou diminution des cavités
du cœur. 2° L'hypertrophie excentrique ou avec agrandissement.
3° L'hypertrophie concentrique, ou avec diminution de ces cavités.
—A restreindre la dénomination d'anévrysme à trois formes principales de la dilatation du cœur, savoir ; 1° l'anévrysme simple, à
parois dilatées, sans changement dans l'épaisseur ; 2° l'anévrysme
actif, c'est-à-dire, à parois dilatées et épaissies ; 3° l'anévrysme
passif, à parois dilatées et amincies ; 4° une forme mixte dans laquelle le même organe offre des points amincis et d'autres épais-

sis, et qui n'avait pas échappé à Portal. On doit particulièrement à la coopération de M. Bouillaud l'indication précise des signes qui peuvent faire distinguer le rétrécissement des orifices, des phénomènes qui dépendent de l'hypertrophie; ceux qui peuvent faire reconnaître si l'hypertrophie occupe le ventricule gauche ou droit, distinction faute de laquelle on confondait dans une même description des troubles fonctionnels d'une nature toute différente; ceux enfin qui caractérisent la dilatation, et leurs rapports avec le rétrécissement qui est presque toujours la maladie principale.

Quoique Laennec soit l'un des observateurs qui eurent le plus de part, après Corvisart, aux progrès des maladies du cœur, néanmoins leur diagnostic n'avait pas acquis sous ce célèbre médecin le degré de perfection auquel il est arrivé aujourd'hui, notamment dans le dernier ouvrage de M. Bouillaud (1). Les travaux de ce professeur, ceux de Burns, Testa, Kreisig ont aussi comblé une lacune importante dans l'histoire de ces maladies, en signalant la part, naguères méconnue, qu'y prend l'inflammation ; celle de la substance même du cœur, de sa membrane interne, des artères coronaires, et des gros vaisseaux ; l'ulcération, la suppuration, les exsudations plastiques, les épanchemens séreux, la gangrène qui en sont la suite. C'est au même ordre de faits que l'on a cru devoir rapporter la plupart de ces concrétions sanguines, que quelques médecins regardaient dans le siècle dernier comme de véritables polypes, et auxquels ils attribuaient une importance extrême. Les vices de conformation du cœur, son atrophie, son anémie, son ulcération, sa rupture, le ramollissement, l'induration de sa substance musculaire, ses dégénérations ossiforme, cancéreuse, graisseuse ont été étudiées par Laennec, et par MM. Andral, Rostan, Cruveilhier, Renauldin, Rochoux, Rullier, etc. Plusieurs observateurs se sont aussi attachés à démontrer l'influence des maladies du cœur sur les autres organes, et particulièrement sur le cerveau, sur l'estomac, sur la production

_____

(1) *Traité clinique des maladies du cœur*. Paris, 1835, 2 vol., in 8, fig.

de certaines gangrènes des extrémités. M. Bouillaud vient d'appeler l'attention des observateurs sur la coexistence de la péricardite et de l'endocardite avec le rhumatisme (1).

La science ne possédait, avant les recherches de Portal, de Baillie, de Corvisart, que des observations éparses en assez grand nombre sur la *péricardite*, que l'on n'avait encore aucun moyen de distinguer des lésions organiques du cœur et des phlegmasies de la plèvre. On dut à l'illustre médecin de la Charité des documens beaucoup plus complets et plus précis que tout ce que l'on possédait jusqu'alors. Les travaux de Burns, de Testa, de Kreisig, ont également concouru à éclairer son histoire. Enfin, plus récemment, ceux de Laënnec, de MM. Andral, Louis, Bouillaud, etc., laissent peu à ajouter à son histoire anatomique, à ses complications, à ses diverses formes, à sa marche. Son diagnostic même semble avoir acquis, dans ces derniers temps, entre les mains de MM. Lerminier, Louis, Bouillaud, Piorry, une précision inconnue jusqu'alors.

Le mot *asthme*, qui d'abord ne servait qu'à signifier diverses sortes de dyspnées, désigna dans la suite une maladie que Sauvages, T. Willis, Cullen et Pinel rangèrent parmi les névroses pulmonaires. Les nosologistes du dix-huitième siècle, et notamment Sauvages, en avaient prodigieusement multiplié les espèces. Depuis que les recherches d'anatomie pathologique sont devenues plus exactes et plus nombreuses, on a reconnu des lésions organiques chez les individus atteints de cette affection ; aussi l'asthme essentiel, admis par nos prédécesseurs, est-il révoqué en doute aujourd'hui par beaucoup de médecins. Il est certain que la science ne possède pas d'observation authentique d'asthmes *essentiels*, sans lésion organique des organes thoraciques. M. Rostan professe depuis long-temps, que cette maladie dépend toujours, chez les vieillards, d'une lésion du cœur. M. Ferrus penche vers la même opinion. Laënnec a rangé l'œdème et l'emphyzème pul-

(1) *Recherches sur le rhumatisme articulaire aigu.* Paris, 1836, in-8.

monaires parmi les causes productrices de l'asthme. Il regardait le catarrhe chronique comme l'occasionant le plus ordinairement; mais on a fait observer avec raison que dans les cas publiés à l'appui de son opinion, il existait toujours en même temps une affection du cœur, dont le catarrhe était évidemment le produit. Quoi qu'il en soit, un certain nombre de praticiens persistent à regarder ces lésions comme occasionées par une modification morbide du système nerveux, pouvant compliquer ou même amener des lésions organiques consécutives. Il est à désirer que ceux de nos observateurs modernes qui ont poussé si loin l'application du stéthoscope et du plessimètre, entreprennent des recherches qui leur permettent de conclure si l'asthme dit *essentiel* est toujours, même à son début, sous la dépendance d'altérations anatomiques (1).

Une affection, qui n'est certainement pas nouvelle, mais qui a été rangée jusqu'à la fin du dernier siècle parmi les cardialgies et les variétés innombrables d'asthmes des nosologistes, l'*angine de poitrine*, a été indiquée pour la première fois par Rougnon (1768), comme devant faire l'objet d'une espèce particulière dans les cadres nosologiques. F. Hoffmann, Morgagni, avaient décrit déjà des faits analogues, sans en tirer la même conséquence. Cette conséquence est même niée de nos jours par plusieurs médecins, qui regardent l'angine de poitrine comme un symptôme de certaines affections organiques du cœur, nonobstant l'opinion de Heberden, Jurine et Desportes, et de plusieurs autres obser-

(1) Une des causes qui n'ont pas peu contribué sans doute à obscurcir cette question, c'est l'acception vague dans laquelle on prend souvent le mot asthme, en lui faisant désigner toute sorte de dyspnée rémittente ou intermittente. S'il dépend uniquement de maladies du cœur, comment expliquer l'amélioration qu'éprouvent dans l'intensité et le retour de leurs accès des individus sujets à l'asthme depuis nombre d'années? Comment ne pas croire à la nécessité d'une modification morbide de l'innervation par analogie à ces cas où une dyspnée subite, survenant tout à coup au milieu des apparences de la santé, prend en quelques instans l'intensité la plus effrayante?

vateurs depuis eux, qui la considèrent comme une névralgie des nerfs pneumo-gastriques, et du plexus pulmonaire et cardiaque. De nouvelles recherches d'anatomie pathologique éclairciront sans doute la question (1).

Les maladies des artères avaient été naguère plutôt soupçonnées que décrites. Monro, Meckel l'ancien, Sballer, les expériences de Sasse, de Jones, les vues de Marcus, de J. P. Franck sur le rôle de l'artérite dans certaines pyrexies, les travaux importans de Hodgson, de Kreisig, et de nos jours enfin, les observations nouvelles de MM. Cruveilhier, Bouillaud, Roche, Gendrin, Ribes, Dance, ont donné beaucoup d'importance à ce point négligé de la pathologie. Déjà d'importantes applications ont été faites des travaux sur l'artérite à l'anatomie pathologique des anévrysmes, à l'étiologie de la gangrène sénile, dont on doit la connaissance à l'un de nos pathologistes les plus distingués, N. Roche. L'histoire des affections de l'aorte, qui se lie si intimement à celle des lésions organiques du cœur, a fait les mêmes progrès. Son inflammation, les diverses transformations organiques dont elle est le siége, ses lésions (anévrysmes vrais, faux, mixte, dilatation com-

---

(1) Ce ne sera là, selon quelques médecins, qu'un symptôme qui mérite tout au plus mention dans les phénomènes multiples résultant d'une lésion organique du cœur. Mais, que dire d'un symptôme, revenant à des intervalles plus ou moins éloignés, sous forme d'accès terribles qui peuvent tuer le malade en quelques heures ? Certes, on en conviendra, ce symptôme-là mérite bien qu'on s'en occupe et qu'on le traite, dût-on passer pour un empirique. J'ai eu dans l'hiver de 1829 occasion de voir l'angine de poitrine sur un assez grand nombre d'individus. Depuis, c'est à peine si je le rencontre ; ce qui m'a fait penser, comme Laënnec, que la constitution médicale a de l'influence sur son développement. Une circonstance que les auteurs ont, je crois, passée sous silence, c'est l'impossibilité où sont quelques malades de garder les boissons tant que les accès se répètent, les efforts qu'ils font pour avaler, et l'abondante éructation de gaz qui a lieu par la bouche. Ce trouble simultané des fonctions du cœur, des poumons et de l'estomac, ne prouve-t-il pas la lésion des nerfs qui président aux fonctions de ces trois viscères, les pneumo-gastriques?

plète, etc.), sont aujourd'hui bien connues. C'est aux recherches récentes de M. Bouillaud surtout que l'on doit le perfectionnement de leur diagnostic, que Laënnec, malgré son habileté à manier le stéthoscope, n'avait pu parfaitement éclaircir.

Une maladie qui, malgré des travaux fort estimables, demande encore des recherches, la *phlébite*, n'est positivement connue que depuis les dernières années du dix-huitième siècle. J. Hunter avait prouvé que les accidens consécutifs à certaines saignées, et attribués à diverses causes illusoires, dépendent de l'inflammation de la veine. A lui, l'honneur d'avoir décrit le premier la phlébite. Meckel le père, Sasse, Hodgson, Travers, Dupuytren, MM. Ribes, Breschet, répandirent un jour tout nouveau sur son histoire. Plus récemment Dance et MM. Velpeau, Rochoux, Louis, Blandin, etc., l'ont particulièrement étudiée sous le point de vue intéressant des résorptions purulentes qui ont lieu dans certains cas pathologiques. (Voy. le chap. VIme, *de la Métrite.*)

Les affections traumatiques des vaisseaux lymphatiques étaient à peu près les seules auxquelles nos devanciers eussent égard, bien que les travaux de Mascagni, de Sœmmerring, de Cruickshank, aient, pour un temps, éveillé l'attention sur le rôle que cet appareil joue dans la pathologie, et que, sous l'influence de cette illusion qui, comme le remarque un critique distingué, « fait toujours croire à la possibilité de trouver dans de nouvelles découvertes ce qu'on a vainement cherché ailleurs » (Dézeiméris), on ait espéré trouver, pendant quelques années, dans le système absorbant la clef de la pathogénie; tentatives dont il n'est guère resté que des idées mieux arrêtées sur la nature des scrofules, de l'éléphantiasis, et de la phlegmasie *alba dolens* (1). Cependant les

_____

(1) M. Velpeau a cherché à substituer la phlébite à l'inflammation des lymphatiques dans cette dernière affection ; M. Rayer la considère comme une phlegmasie du tissu cellulaire. MM. Bouillaud et Rayer ont envisagé la phlébite comme jouant aussi

anatomo-pathologistes de nos jours ont senti qu'il y avait, dans cet abandon d'un ordre entier de faits, aussi peu de logique que dans leur considération exclusive. Les travaux de MM. Andral, Gendrin, les recherches spéciales de M. Alard, et plus récemment de M. le professeur Velpeau sur cette matière, témoignent d'un retour à des opinions proscrites d'une manière trop absolue. La participation du système lymphatique à certaines affections de la peau, des muqueuses (diphthérite, aphthes, muguet), la désorganisation des ganglions lymphatiques dans la bronchite chronique, dans le carreau, ont été étudiés avec soin par plusieurs observateurs de nos jours. C'est surtout depuis que l'on semble vouloir demander à la pathologie des liquides des problèmes jusqu'ici insolubles pour le solidisme, que le rôle du système absorbant devient surtout important, si l'on vient à le considérer comme un des principaux véhicules de la matière morbifique dans les affections squirrheuses, typhoïdes, etc. Tel est le point de vue sous lequel l'a principalement étudié M. Velpeau, qui paraît croire que presque toutes les maladies du système lymphatique tiennent à ce que des fluides altérés ou produits par l'inflammation s'y sont introduits par absorption ou par imbibition, et l'ont parcouru tout entier.

En résumé, il n'est aucune branche de la pathologie peut-être qui ait autant gagné que les maladies de l'appareil circulatoire, aux recherches d'anatomie pathologique entreprises depuis cinquante ans.

Spécialisation de ces maladies, connaissance exacte de leur siège, de leur nature, de leurs symptômes, dans leurs rapports avec les lésions organiques qui les déterminent, du traitement qui convient à l'état inflammatoire qui s'y rencontre si fréquem-

le principal rôle dans l'éléphantiasis. Le fait qui nous semble le plus évidemment sortir de ces opinions opposées, c'est que le système veineux et le système lymphatique concourent tous deux, comme en beaucoup d'autres cas, à la production du mal.

ment, tels sont, en peu de mots, les beaux résultats auxquels on est parvenu, sans parler des conséquences que les recherches encore incomplètes sur les maladies des vaisseaux permettent déjà d'entrevoir : conséquences telles qu'un des principaux anatomo-pathologistes de nos jours a pu dire, « que l'inflammation des vaisseaux domine toute la pathologie.

CHAPITRE III.

Maladies de l'appareil respiratoire.

Il n'y a guère qu'un siècle, Baglivi s'écriait encore : « *O quàm difficile morbos thoracis cognoscere !* » Long-temps, en effet, ces maladies furent couvertes d'une affligeante obscurité. C'est qu'elles ont presque toutes des symptômes semblables ; « les variétés que présentent ces symptômes, dit Laennec, ne correspondent pas, à beaucoup près, d'une manière constante à des différences dans les altérations organiques qui les occasionent. » Aussi est-il impossible au médecin le plus habile, lorsqu'il n'a d'autres moyens de reconnaître ces affections que l'exploration du pouls et l'examen des phénomènes extérieurs, de ne pas méconnaître très-souvent celles d'entre elles qui sont les plus communes et les mieux connues. Je ne crains pas, ajoute cet illustre observateur, d'être désavoué par les médecins qui ont fait avec suite et pendant un certain temps des ouvertures de cadavres, en avançant qu'avant la découverte d'Awenbrugger, la moitié des péripneumonies et des pleurésies chroniques aiguës, et presque toutes les pleurésies chroniques, devaient nécessairement être méconnues ; et que, dans les cas même où le tact d'un médecin exercé pouvait lui faire soupçonner quelque chose de semblable, il devait rarement lui inspirer assez de confiance pour le déterminer à employer un moyen héroïque. Il faut arriver, en effet, aux travaux modernes d'anatomie pathologique, et particulièrement à ceux de l'illustre professeur que je viens de citer, pour voir l'histoire des maladies thoraciques acquérir cette perfection qui les classe aujourd'hui parmi les maladies les plus faciles à diagnostiquer, pour tout praticien qui a suivi les progrès de la science.

Avant les grands travaux de Bichat sur les tissus, on n'avait que des notions assez vagues sur les différences qui existent entre la pneumonie et la bronchite intense. Aussi, dans quelques cas où ces maladies semblaient se confondre par leurs signes, on imposait à cette dernière le nom de *fausse fluxion de poitrine*. Dans les cas moins graves, ou dans l'état chronique, le traitement de la phlegmasie des bronches était ordinairement emprunté aux théories humorales sur *les catarrhes*.

Et, à ce propos, nous demanderons si ce mot de *catarrhe* doit être rayé du moderne vocabulaire, ou s'il peut représenter encore un état morbide particulier, en présence des progrès de l'anatomie pathologique, et après la proscription du vieil humorisme? En d'autres termes, faut-il distinguer de la phlegmasie ces affections caractérisées par l'augmentation et l'altération du fluide sécrété, la diminution de la caloricité, et le ralentissement de la circulation? Ce qu'il y a de certain, c'est que la sécrétion des muqueuses peut former la principale indication, c'est-à-dire être assez abondante pour occasioner, seule, la perte du malade, par l'épuisement où jette toute déperdition abondante et prolongée. M. Andral cite dans sa *Clinique* plusieurs cas qui mettent cette assertion hors de doute. L'observation XVIe du tome 2, des maladies de poitrine, prouve même qu'après une expectoration très-abondante, on peut trouver la muqueuse pulmonaire d'une blancheur parfaite. Il est certain que le fait a été plus d'une fois constaté pour la muqueuse digestive, qui présentait un état diamétralement opposé aux signes de l'inflammation, après des diarrhées chroniques qui avaient entraîné la perte du malade. En résumé, nous ne pouvons qu'appeler l'attention des observateurs sur l'importante question que nous venons de soulever, et désirer que des recherches poursuivies avec persévérance, et sans esprit de prévention, nous mettent à même de lui donner une solution définitive.

Quoique *le croup* ne paraisse pas être une maladie nouvelle, l'attention attirée sur elle vers le milieu du dix-huitième siècle, par d'importans travaux et par le goût des recherches anatomiques qui commençait à se répandre, la fit regarder comme telle. C'est à M. F. Home et à Michaelis que la science est redevable des premières monographies publiées à ce sujet (1765 et 1778). Depuis lors les travaux, sur ce sujet, se multiplièrent dans toute l'Europe.

Au commencement de ce siècle, le gouvernement français fit un appel au public médical, en établissant un concours, d'où sortirent de remarquables travaux. Jurine de Genève, un des auteurs couronnés, établit la distinction du croup, en trois espèces distinctes par leur siége. Soit qu'on décrive la bronchite et la trachéite pseudo-membraneuse avec le croup proprement dit, soit qu'on les en sépare, comme le veut M. Guersent, il n'est pas moins important de pouvoir distinguer les cas où la concrétion commence dans le larynx, de ceux où elle se forme primitivement dans les bronches, le pronostic et la thérapeutique devant en recevoir de notables modifications. Albert de Brémen, le compétiteur du médecin génevois, décrivit avec une exactitude remarquable la forme de la concrétion croupale. Devant nous borner à mentionner ici le résultat des recherches anatomiques sur la connaissance de ces maladies, nous passerons sous silence le rapport de Royer-Collard, les travaux d'ailleurs fort intéressans, sous le rapport séméiotique ou thérapeutique, de MM. Double, Blaud, Desruelles, Bricheteau. Nous ne saurions taire néanmoins l'article ou plutôt la monographie que M. Guersent a insérée dans le Dictionnaire de médecine en 21 volumes, et où ce pathologiste distingué a rattaché les diverses formes symptomatiques du croup à l'état organique, signalé un pseudo-croup, sans fausses membranes, étudié les complications qui peuvent exister du côté des poumons ou du tube digestif. M. Bretonneau, de Tours, rompant l'analogie qu'on avait voulu établir entre le croup et les simples phlegmasies du larynx, en fait une maladie d'un ordre spécial, qu'il rattache aux angines couenneuses, et à sa théorie de la diphthérite. L'angine pharyngienne couenneuse et l'angine laryngée croupale sont-elles de nature identique? C'est l'opinion la plus probable. Plusieurs observateurs ont même constaté que les croups regardés comme spontanés, débutaient souvent par l'angine couenneuse (Guersent), et constamment même, dans les cas de croup épidémique (Louis). Cependant, il n'en était pas ainsi dans le croup de Crémone, observé par Ghisi, et dont la relation a été donnée par M. Gendrin; ce savant anatomo-pathologiste a fort bien fait ressortir, ainsi que M. Blaud, la différence qui peut exister entre les deux affections, sinon de nature opposée, du moins susceptibles d'occuper un siége distinct.

Rappelons ici quelques unes des opinions émises à la fin du siècle précédent, et même au commencement du nôtre, sur la nature et le siége de la *coqueluche*, non pas pour nous donner le facile mérite de les réfuter, mais pour apporter de nouvelles preuves à l'appui de ce principe, que les progrès de l'anatomie et de la physiologie pathologiques ont contribué à nous ramener à des idées plus saines sur la nature des maladies, lors même qu'elles ne soulèvent qu'un coin du voile qui nous en dérobe la connaissance. Sydenham (*Médec. pral.*) attribue la coqueluche à des vapeurs subites et brûlantes qui se portent aux poumons. Stoll suppose que ce sont les saburres de l'estomac qui agitent les poumons, et il regarde la maladie comme une toux stomacale. Danz (1794) place son siége tantôt dans les poumons, tantôt dans le ventricule ou dans les intestins; A. Leroy, Swebster dans l'encéphale; Chambon la regarde comme un véritable catarrhe de l'estomac. Pinel, tout en la plaçant parmi les névroses pulmonaires, en rapporte aussi le principe primitif à ce viscère. De nos jours, la nécropsie ayant démontré dans un certain nombre de cas l'inflammation de la partie inférieure de la trachée et des bronches, quelques médecins considèrent la coqueluche comme une variété de bronchite, plutôt cependant d'après des vues théoriques que d'après les résultats de l'examen cadavérique. MM. Guersent et Rostan admettent l'existence d'une phlegmasie; mais ils lui attribuent un caractère spécifique, et la compliquent d'une lésion de l'innervation. M. Desruelles veut que ce soit une broncho-céphalite. MM. Dugès et Blaud ont fait jouer le principal rôle à la sécrétion. Mais le vice de cette sécrétion n'est-il pas lui-même sous la dépendance d'une lésion de l'innervation? Le plus grand nombre des médecins s'arrêtent à l'idée d'une névrose pulmonaire, compliquée ordinairement d'une irritation secondaire des bronches. En effet, si l'inflammation des bronches est l'altération la plus fréquente, elle n'est pas constante. L'opinion la plus vraisemblable est donc celle de M. Blache, qui considère cette maladie comme une névrose de·la huitième paire, avec ou sans lésion phlegmasique concomitante.

C'est à Morgagni que l'on doit les premières observations un peu précises sur l'*œdème de la glotte*. Bichat attira l'attention (*Anat. descr.*) sur cette grave affection. Bayle et M. Thuillier la décrivirent avec la plus grande exactitude. M. Bouillaud s'est depuis attaché à démontrer la nature inflammatoire de cette affection, qui paraît être une véritable hydro-phlegmasie, au moins dans la plupart des cas.

Jetons un coup d'œil sur les progrès qu'a faits sous l'influence des travaux anatomiques l'étude de la plus meurtrière, et malheureusement aussi de l'une des plus fréquentes des affections pulmonaires : *la phthisie*. Ce mot, pris autrefois dans son sens étymologique, était destiné à désigner non seulement le dépérissement qui résulte d'une affection chronique de l'appareil respiratoire; mais encore certains états chroniques résultant de la désorganisation d'autres viscères. Ainsi Portal dans son traité des maladies du foie admet une *phthisie hépatique*. Il y avait aussi une *phthisie intestinale nerveuse*, quand ce dépérissement ne paraissait lié à l'état d'aucun organe particulier. Baglivi avait dit que si l'on n'établissait pas avec soin les différentes espèces de phthisie, et qu'on opposât à une espèce donnée la méthode de traitement qui convient à une autre, on ne guérirait jamais le malade, on le conduirait même à une perte certaine. (*Prax. med.*, lib. 2.) Telle paraît avoir été l'idée d'où sont partis les auteurs qui ont écrit à la fin du siècle dernier sur cette maladie. Sauvages en distingua vingt espèces. Portal, dans un ouvrage dont les idées ne sont plus de cette époque (1792, 1809) n'en admit guère moins. Ces espèces étaient assignées d'après la nature des causes diverses que l'observation indiquait comme pouvant favoriser ou occasioner la phthisie.

Cependant Morton, dans un ouvrage précieux pour le temps où il vivait, Stark, à la fin du 18e siècle, avaient décrit les tubercules pulmonaires; mais les recherches nécroscopiques n'étaient pas assez multipliées pour qu'on reconnût leur fréquence. D'ailleurs, comme ils n'avaient pas été étudiés avec assez de soin dans leurs diverses périodes, on distinguait mal à propos la phthisie avec tubercules crus, de la phthisie dite *ulcéreuse*, c'est-à-dire avec ramollissement de ces corps étrangers, et cavernes pulmonaires. Ainsi Stoll définissait la phthisie pulmonaire un ulcère rongeant les poumons, de manière à ce que toute l'habitude du corps en est consumée (1). Il la faisait dépendre soit d'une complexion particulière, d'où résulte l'hémoptysie, puis l'ulcération, soit d'une suppuration, effet de l'inflammation des poumons (2). Au surplus, en lisant les observations consignées dans les auteurs de la fin même du dix-huitième siècle, il est facile de voir qu'on a réuni sous le nom de phthisie non seulement les altérations organiques les plus disparates des poumons, mais des maladies étrangères même au parenchyme pulmonaire. Telles sont certaines pleurésies chroniques, et plus souvent encore le catarrhe pulmonaire

(1) *Prælect. in div. morb. chronic.*, t. I.
(2) Il est à remarquer que ce phénomène morbide était jadis regardé comme jouant parfois un rôle important dans cette maladie : on admettait une phthisie à *peripneumonià*.

chronique essentiel, ou lié à une maladie du cœur (phthisie muqueuse). L'auteur de la nosographie philosophique donna de la maladie qui nous occupe une description tirée des écrits de Morton, Portal, Baumes. Il admit une phthisie catarrhale, laryngée, pulmonaire, tuberculeuse, nerveuse (phth. sèche des mélancoliques). Il n'ajouta rien du reste à l'histoire de cette maladie.

Cependant Bayle dans un beau travail publié en 1810, traçait l'histoire la plus exacte et la plus complète qu'on eût jusqu'alors des tubercules pulmonaires. Il établit néanmoins six espèces de phthisie, dont il ne puisa les caractères distinctifs que dans l'anatomie pathologique. Quant à son opinion sur la maladie en général, il la regarda comme une affection *sui generis* tendant à produire une désorganisation progressive de ce viscère, à la suite de laquelle survient son ulcération. Il semble d'ailleurs ne tenir aucun compte du beau *traité des phlegmasies chroniques* publié deux ans auparavant.

Depuis les travaux de Laënnec, les médecins français réservent le nom de *phthisie pulmonaire* à la maladie qui résulte du développement des tubercules dans les poumons, bien que les Anglais et les Allemands en décrivent encore plusieurs variétés : ce qui n'est propre, ce me semble, qu'à jeter de la confusion dans le diagnostic et le traitement de cette maladie. Qu'a de commun, par exemple, l'étiologie de la phthisie cancéreuse ou mélanique avec les tubercules? Le pronostic du catarrhe chronique, et celui des tubercules, est-il le même? Le traitement doit-il être uniforme dans tous les cas? La phthisie *trachéale* elle-même, autrefois regardée comme une maladie distincte de la phthisie, et que Laënnec même croyait coexister ordinairement avec l'intégrité des poumons, paraît, d'après les recherches plus exactes de M. Louis, s'accompagner constamment de tubercules dans les poumons. Je n'ai pas, dit cet observateur consciencieux, trouvé depuis plus de huit années une exception à la loi établie dans mes *Recherches sur la phthisie*. Je n'ai pas observé un seul cas d'ulcération du larynx, de l'épiglotte et de la trachée-artère, dans le cours des maladies chroniques, si ce n'est chez des tuberculeux. Je ne connais aucun médecin exact qui, dans le même espace de temps, ait observé le contraire (1).

Quoi qu'il en soit, la marche de l'affection tuberculeuse, le mode de formation des cavernes, le ramollissement, la résorption, la condensation des tubercules, leur cicatrisation dans des cas trop rares, sont des phénomènes parfaitement connus depuis les travaux d'Abercrombie, Baron, Laënnec, de MM. Dupuy, Andral, Louis. Ces derniers ont publié d'intéressantes recherches sur les altérations organiques qui compliquent les diverses périodes de la phthisie dans les organes de la digestion et de la circulation ; la coexistence de ces productions morbides dans divers tissus : fait immense, d'où résulte la nécessité de regarder les tubercules comme l'expression d'une altération générale de la nutrition, à laquelle il faut rattacher plusieurs maladies regardées comme distinctes autrefois ; le carreau (mésentérite tuberculeuse), dont on ne connaît bien les conditions organiques que depuis les recherches de Baumes, de Lepelletier, de M. Guersent ; les tubercules du cerveau, des os (mal vertébral de Pott.) Si l'étiologie des tubercules, le mode de leur développement primitif, soulèvent encore bien des dissentimens, les vues ingénieuses émises par plusieurs observateurs distingués sur leur sécrétion, les faits curieux qui ont porté M. Larcher à les regarder comme le résultat d'une déviation des élémens organiques des os, nous semblent étendre singulièrement l'horizon de la science. Si la thérapeutique s'est montrée jusqu'alors impuissante contre ce terrible fléau, c'est peut-être qu'il a sa source dans un ordre de phénomènes trop négligé, les altérations primitives du sang. Du moins sommes-nous sur la seule voie qui puisse nous mener à des découvertes : voie dont l'ignorance des faits anatomiques ne pouvait que nous éloigner.

Nos prédécesseurs, notamment Stoll, Boerhaave, nous ont

_____

(1) *Examen de l'Examen de M. Broussais relativement à la phthisie et à la fièvre typhoïde.* Paris, 1834, in-8.

laissé de bonnes histoires de la *pneumonie ;* mais en s'en tenant généralement aux notions incomplètes que donne l'observation extérieure, ou du moins en n'observant les cadavres que superficiellement, et sans rattacher les symptômes aux lésions organiques. C'est aux anotomo-pathologistes que l'on doit des connaissances plus exactes sur la marche, l'étendue, les variétés, les complications de cette phlegmasie ; sur la nature des désordres qu'elle entraîne. C'est grâce à la connaissance plus exacte des états d'engouement, d'hépatisation, d'infiltration ou de collection purulente par où passent les poumons enflammés, que Laënnec a pu trouver cette méthode ingénieuse d'investigation, qui donne au diagnostic une précision en quelque sorte mathématique ; que M. Piorry a pu pousser à un point si étonnant de perfection la méthode d'Awenbrugger.

La question de savoir si *la pleurésie* peut exister sans la pneumonie, avait soulevé, jusque dans le dix-huitième siècle, de longs débats, auxquels purent mettre fin seulement les recherches de Pinel sur les phlegmasies des membranes séreuses. Aussi faut-il venir jusqu'aux anatomo-pathologistes modernes pour trouver une histoire complète de cette affection. Ce n'est que depuis quelques années que l'on connaît le mode de formation des fausses membranes, leur organisation, le refoulement des poumons dans la pleurésie, le mécanisme des perforations de la plèvre, les pleurésies sèches, partielles, la vraie nature de la pleurésie latente signalée par Stoll, l'origine des adhérences pulmonaires, qu'à une époque encore rapprochée de nous, un professeur croyait pouvoir attribuer à une sorte de destruction de la plèvre. (*Journal de médecine*, tom. XX.) — Le perfectionnement apporté dans le diagnostic a contribué non moins puissamment à éclairer les praticiens sur le début, la marche de cette phlegmasie, son étendue, ses complications.

On sait aujourd'hui que l'épanchement qu'on croyait autrefois ne pouvoir se former qu'au bout de plusieurs jours, peut exister dès les premières heures. On n'ignore plus de quelle importance il est d'employer, règle générale, dès le début, le traitement antiphlogistique et les émissions sanguines, contrairement à l'opinion de quelques médecins du siècle dernier qui voulaient qu'on s'en tînt à une méthode purement adoucissante, à d'autres qui employaient les révulsifs les plus actifs avant d'avoir fait tomber les phénomènes inflammatoires.

Enfin les dégénérations diverses de la plèvre, les productions organiques dont elle est le siége ont été décrites avec un soin qui semble ne plus laisser à nos successeurs qu'à glaner dans le domaine de l'anatomie pathologique descriptive.

Dans les observations d'*hydro-thorax*, publiées avant les travaux de Corvisart, de Laënnec, etc., on rattachait comme appartenant essentiellement à cette hydropisie, des symptômes dépendant d'une foule d'affections organiques du cœur, des gros vaisseaux, de la plèvre ou des poumons eux-mêmes; l'incertitude des signes diagnostiques de cet épanchement rendait les méprises communes; l'ignorance de sa cause livrait le traitement à l'empirisme. Cependant les observations de Morgagni, de Camper, de Lieutaud, de Wepfer signalaient l'influence que certaines maladies du cœur ont sur la formation de l'hydro-thorax. Corvisart, le premier, traça d'une main sûre les signes qui distinguent l'épanchement de sérosité des maladies dont les organes centraux de la circulation sont le siége. Le premier, il indiqua leur fréquente coéxistence; mais il méconnut l'existence des collections pleurales, suite de pleurésies aiguës ou chroniques, en avançant que, « l'absence de tout signe de maladie du cœur ou des gros vaisseaux, démontre que l'hydro-thorax est essentiel »; méprise à laquelle n'avaient pas échappé Morgagni (*epistola* IV et XVII) et Pinel (*Méd. cliniq.*). Quoique Schenck, Rivière, Stoll eussent reconnu la nécessité d'un traitement antiphlogistique dans certains cas, ces cas étaient trop mal déterminés pour qu'on pût en déduire des préceptes pratiques. Il appartenait surtout à M. Broussais et aux anatomo-pathologistes de son école, de distinguer les hydro-phlegmasies d'avec les hydropisies d'un autre ordre.

Les faits nombreux recueillis aujourd'hui sur les lésions organiques des poumons, de la plèvre, du péricarde, du cœur et des gros vaisseaux, permettent-ils d'admettre encore l'hydro-thorax *essentiel?* c'est l'opinion d'un homme dont l'autorité est sans doute d'un grand poids en pareille matière, Laënnec ; c'est celle des médecins italiens, allemands et anglais ; mais, si l'on considère d'une part que l'auteur de l'auscultation n'a pas fourni d'observations qui viennent à l'appui de cette manière de voir ; si d'une autre part, l'on se donne la peine de s'assurer que parmi les cas nombreux d'hydro-thorax publiés par Morgagni, Lieutaud, Stoll, Corvisart, M. Itard, il n'en est pas un d'après lequel on puisse affirmer que l'épanchement thoracique était indépendant d'une maladie quelconque des viscères thoraciques, on restera au moins provisoirement dans le doute sur la possibilité d'une pareille maladie. Au reste, nous reviendrons plus loin sur cet objet, en parlant des hydropisies en général (chap. 5). Il est facile de juger, du moins par ce qui précède, tout ce que le traitement de cette maladie a acquis de précision, de certitude. Si la nature grave des maladies dont l'hydro-thorax est ordinairement la dernière conséquence, le rend souvent inefficace, du moins nous n'avons plus à rougir de notre ignorance, ni à déplorer de funestes méprises.

Laënnec, qu'il faut citer à chaque ligne quand il s'agit des maladies du thorax, a signalé aux praticiens une affection importante, sur laquelle on possédait à peine quelques observations insuffisantes, et dont on n'avait tenu jusque-là aucun compte dans la pratique, je veux parler de l'*apoplexie pulmonaire*, qui complète l'histoire des hémoptysies, qu'on rapportait aux bronches seulement. L'œdème des poumons, leur emphysème, la dilatation des bronches, les productions organiques qui ont leur siége dans cet appareil (mélanoses, concrétions osseuses, pierreuses, cartilagineuses, encéphaloïdes, acéphalocystes), enrichissent aujourd'hui l'histoire des maladies du thorax, et rappelant surtout les nombreux travaux de l'ingénieux auteur de l'auscultation. Espérons que des recherches ultérieures, nous éclairant sur l'étiologie de ces maladies, rendront ces connaissances plus profitables encore à l'humanité souffrante.

Concluons de ce qui précède, que l'anatomie pathologique, appliquée à l'étude des maladies de l'appareil respiratoire, a donné au diagnostic des plus importantes d'entre elles la plus admirable précision ; qu'elle a fourni d'utiles données à la nosographie des affections pulmonaires, vaguement caractérisées, mal délimitées, érigées en autant d'entités distinctes qu'elles offraient de symptômes saillans ; qu'enfin elle a rendu par là la thérapeutique plus sûre.

CHAPITRE IV.

Maladies du tube digestif (1) *et de ses dépendances.*

Les médecins du siècle qui nous ont précédé, trop bons observateurs pour n'avoir pas reconnu l'importance du rôle du tube digestif dans les maladies, insistent souvent dans leurs écrits sur la nécessité de surveiller les premières voies. F. Hoffmann, en particulier, fut de tous les praticiens du dix-huitième siècle celui qui connut le mieux peut-être la fréquence des affections gastro-intestinales. Malheureusement il fit consister ces lésions dans des amas de mauvais sucs, dans la présence de matières acides, bilieuses. Il reconnaît des inflammations abdominales dans les cadavres des individus qui avaient succombé à certaines fièvres, et, loin de regarder celles-ci comme le symptôme, la traduction physiologique de ces altérations, il les attribue, préoccupé qu'il est de sa théorie mécanico-dynamique, à un spasme de la péri-

_____

(1) Si par hasard MM. les juges du concours croyaient reconnaître dans ce chapitre quelques idées émises dans un mémoire couronné il y a quelques années par une société de médecine, je les prierais de suspendre l'accusation de plagiat, étant à même de prouver, quand je pourrai rompre l'anonyme, que le plagiat n'existe pas.

phérie qui refoule le sang vers les parties internes. A une époque plus rapprochée de nous, l'illustre Bordeu disait : « Il y a peu de maladies dans lesquelles l'estomac ne joue au moins le second rôle, et ne devienne bientôt le principal acteur, à cause de la correspondance qu'il a avec toutes les parties. » (*Recherches sur les maladies chroniques.*) Mais ces éclairs de génie, ces efforts individuels, incomplets, tentés de loin en loin par quelques hommes supérieurs, pour assigner aux maladies du tube intestinal le rôle qu'elles jouent en pathologie, ne pouvaient pas dissiper la nuit profonde qui enveloppait la science. D'ailleurs ces grands observateurs avaient eux-mêmes, en général, les idées les plus fausses sur le mode d'altération le plus fréquent de ces organes, et la thérapeutique se ressentait trop souvent des théories erronées dont les travaux de Pinel, de Bichat, ceux de M. Broussais et ses disciples pouvaient seuls faire justice. C'est ce qu'il nous sera bien facile de prouver en jetant un coup d'œil sur l'histoire des principales affections de cet appareil.

L'*angine pharyngienne*, accessible à la simple vue, ne put être ignorée, du moins quant à son siége, à aucune époque de la science ; néanmoins on n'a des idées bien arrêtées sur le mode d'altération des parties lésées dans les diverses formes de cette phlegmasie, que depuis les travaux modernes d'anatomie générale et pathologique. C'est ainsi qu'on a confondu jusque dans le dix-huitième siècle, sous le nom commun d'*angine maligne*, *angine gangreneuse*, des phlegmasies spéciales de cette région, offrant tantôt une exsudation pultacée ou caséiforme (Huxham, Fothergill), et accompagnant la scarlatine ; tantôt de ces plaques couenneuses qui ont été si bien décrites par M. Bretonneau (inflammation diphthérique), et qui s'étendent aux voix laryngotrachéales, dans les observations relatées par Chomel, Astruc, Vicq-d'Azyr ; d'où, suivant quelques observateurs modernes, l'impossibilité de distinguer l'angine membraneuse du croup. Quant aux angines véritablement gangreneuses, elles paraissent être assez rares, aujourd'hui que les descriptions des observateurs n'ont plus ce vague, cet incomplet qu'elles nous offraient naguère. Les diverses lésions de l'œsophage se trouvent disséminées dans les recueils des observateurs, où elles figurent particulièrement parmi les cas rares, que l'on ne songeait pas même à rattacher à la pratique. Le terme générique de *dysphagie* qui indique un de leurs symptômes les plus saillans était aussi à peu près le seul qui attirât l'attention pendant la vie des malades. L'honorable M. Renauldin, le premier en France, donna une description de l'œsophagite. Cette maladie, et en général les diverses affections de l'œsophage n'ont pas assez fixé l'attention des médecins, qui ne s'en sont guère occupés qu'à l'occasion des maladies contiguës (gastrite, angine), qui peuvent s'étendre à ce canal ou des cas de médecine opératoire qui s'y rattachent. Cependant, dans ces derniers temps, M. Mondière, coordonnant les matériaux épars, et y joignant ses propres recherches, a publié un travail spécial qui fait voir que ce sujet mérite plus d'intérêt qu'on ne lui en accorde généralement.

Les médecins nos devanciers non seulement ont méconnu la fréquence de la *gastrite*, mais ils n'ont généralement connu cette phlegmasie qu'à son plus haut degré. Ce n'est que sous cet aspect que Boerhaave et Stoll en décrivirent les signes. Cependant F. Hoffmann, tout en lui laissant le nom de *fièvre*, lui avait reconnu deux degrés, et Cullen, mettant à profit les observations de ce grand praticien, avait consacré cette division de la gastrite, qu'il distinguait en érythémateuse et en phlegmoneuse. La première est la gastrite superficielle ; c'est ce que Franck et plusieurs autres nomment *érysipèle de l'estomac* ou des intestins ; dénomination impropre, en ce qu'elle peut faire croire à une analogie qui n'est pas prouvée, et qui n'est rien moins que probable. Quant à la dénomination de gastrite *phlegmoneuse*, elle avait pris sa source dans une autre analogie non moins abusive qu'on établissait entre le phlegmon, considéré comme le type de l'inflammation, et la phlegmasie des membranes. On croyait alors que la gastrite, à ce degré, envahissait toute l'épaisseur des parois du ventricule. Mais enfin on ne voit pas que les contemporains du nosologiste écossais tinssent grand compte, dans la pratique, de cette division, qui était cependant un progrès réel dans l'histoire de cette phlegmasie. Hors les cas où elle était le résultat d'empoisonnemens, de blessures, on la méconnaissait, ou on la confondait avec d'autres maladies ; c'est ce qu'il est bien facile de vérifier en lisant la description qu'en donne Pinel. M. Rayer observe que, sur 28,299 malades admis dans les hôpitaux de Paris en 1807, *six* seulement ont été désignés dans les bulletins définitifs comme atteints d'une inflammation de l'estomac !...

Que si nous cherchons dans quels ordres de maladie, et sous quelles dénominations existaient, pour les médecins de ce temps, les phénomènes morbides que nous regardons aujourd'hui comme signes de phlegmasie gastrique, nous les trouverons le plus souvent dans l'ordre nombreux des fièvres, où nous verrons figurer, à titre d'espèces morbides, des particularités séméiologiques qui ne peuvent plus être regardées, d'après les progrès de la science, que comme des symptômes de gastralgie, de gastrite aiguë ou chronique, ou de quelque lésion organique spéciale du ventricule (1). Après cela, il ne faut pas accorder aux mots plus de valeur qu'ils n'en ont, et confondre ce qui est un véritable perfectionnement dans la science, avec ce qui n'est quelquefois qu'une révolution dans la langue. Ainsi Pinel, créant une fièvre méningogastrique dont le siége était dans l'estomac, affecté d'une irritation fébrile, posait du moins, s'il n'entrevoyait la vérité qu'à demi, le grand principe de la localisation dans cet ordre de maladies. Il restait, aux successeurs de l'illustre nosographe, à dé-

_____

(1) Ainsi Sauvages range parmi les maladies de l'estomac, l'inflammation, la colique, l'anorexie, le défaut de soif, la cardialgie, l'appétit dépravé, la faim canine, la soif excessive, le vomissement de sang, la nausée, le vomissement, la flatulence, le choléra, la douleur épigastrique. La plupart de ces phénomènes morbides étaient regardés comme le signe de vices dans les humeurs.

montrer l'analogie de l'irritation gastrique dans cette fièvre, avec les inflammations idiopathiques de l'estomac. On sait avec quel succès M. le professeur Broussais s'est acquitté de cette tâche; on n'a pas oublié non plus que la gastrite chronique fut en quelque sorte révélée au monde médical par l'*historien des phlegmasies chroniques* (1). Si, par un excès opposé aux anciens nosologistes qui érigeaient les symptômes en espèces pathologiques, et aux premiers anatomo-pathologistes, qui constituaient autant d'entités morbides qu'ils trouvaient d'altérations variées dans les organes (2), la plupart des recherches anatomiques entreprises par l'école physiologique ont tendu à fondre toute la pathologie de l'estomac dans la gastrite, accusera-t-on l'anatomie pathologique des erremens dus à l'usage abusif de l'induction? Ne disait-elle pas que les névroses de l'estomac et des intestins ne s'accompagnent pas des caractères anatomiques de l'inflammation? Ne montrait-elle pas, dans l'étude des tissus cancéreux, des caractères bien différens de ceux de la gastrite chronique?

L'examen fréquent des individus qui ont succombé à la suite de phlegmasies des organes digestifs, a prouvé aux médecins de l'époque actuelle que ces phlegmasies, pour peu qu'elles revêtent d'intensité, ne se bornent presque jamais à l'estomac ou à l'intestin grêle en particulier. M. Broussais a le premier fait sortir cette vérité de l'investigation cadavérique, et proposé le terme de *gastro-entérite* pour désigner l'inflammation simultanée du tube digestif. On sait que cette maladie, dont la connaissance approfondie a jeté un si grand jour sur la pathologie, est représentée dans les ouvrages de nos devanciers par la plupart des affections

(1) Cela soit dit sans intention de déprécier les recherches de Pujol, fort estimables sans doute, mais qui passèrent presque inaperçues avant 1816. Nous étendrons cette réflexion à Prost, dont les assertions furent presque trouvées ridicules de son temps, et en général à tous les écrivains dans lesquels on a voulu trouver le germe des découvertes dont l'honneur revient tout entier à M. Broussais.

(2) Ainsi, parmi les vingt-huit divisions établies par Lieutaud, on peut hardiment en faire rentrer dix à douze dans l'histoire de la gastrite.

dont ils avaient composé leur pyrétologie. Boerhaave, F. Hoffmann virent fort bien que la phlegmasie des intestins était souvent méconnue. Stoll fit sur ce sujet d'importantes remarques, mais la pratique n'en profita guère. Les auteurs ne décrivaient en général que l'entérite à son plus haut degré d'intensité (entérite phlegmoneuse). Ces affections étaient d'ailleurs étudiées en masse, sans qu'on songeât à assigner quelle partie du canal digestif était spécialement affectée. Attentifs à étudier les sécrétions intestinales sous toutes leurs formes, les prédécesseurs de Pinel rangeaient la dysenterie parmi les flux morbides, à côté des diarrhées humorales. Malgré les recherches de Baillou, d'Hoffmann, les phlegmasies du duodénum n'étaient pas même distinguées de celles du ventricule et du foie. A cette époque, où l'étude des tissus n'était pas même ébauchée, alors que l'humorisme, imprégnant les esprits, n'attirait l'attention que sur les produits sécrétés, l'appareil digestif n'était considéré, ou peu s'en fallait, par beaucoup de praticiens, que comme une sorte de cloaque, de réceptacle à bile, à saburres, à glaires. Si à l'entérite phlegmoneuse et à la dysenterie, on ajoute l'embarras intestinal, la diarrhée, la physenterie, l'iléus, la colique, le ténesme, le melæna, la lienterie, le flux cœliaque, hépatique, on aura le tableau à peu près complet des maladies regardées comme propres aux intestins, à l'époque qui précéda la réforme de la science par l'anatomie pathologique. Cette simple énumération en dit plus, ce me semble, que tout ce qu'on pourrait ajouter sur la part qu'a prise cette belle science aux progrès de la pathologie. Si l'on sait aujourd'hui que la lienterie, à laquelle on assignait pour cause l'effacement des valvules et la laxité des intestins, que le flux hépatique, que le flux cœliaque, qui tiraient leur principal caractère de la couleur des déjections, ont pour cause les diverses altérations du tube intestinal chroniquement enflammé; si l'on a reconnu que la classe nombreuse des coliques, tour-à-tour attribuées à la bile, à la pituite, aux vers, etc., se trouve naturellement disséminée d'après la modification organique dont elles sont le signe, soit dans les

entéralgies, soit dans les phlegmasies de l'intestin, et ainsi des autres ; si enfin l'entérite , la colite , la duodénite reconnues, dans
leur siége spécial, ont leur diagnostic , leur traitement , à qui
faut-il en rendre grâce, si ce n'est à l'anatomie pathologique? n'est-
ce pas dans ses études sur le cadavre que M. Broussais a puisé les
matériaux de cette belle histoire de la gastro-entérite qui a porté
la lumière sur tant de questions obscures ; qu'il a pu découvrir
comment, sous l'influence d'une phlegmasie prolongée, cet appareil finit par se désorganiser, entraîner secondairement l'altération des autres viscères de l'abdomen? S'il existe malheureusement encore beaucoup d'obscurité sur quelques points de la pathologie du tube intestinal, par exemple dans l'histoire de la do-
thinentérite , du choléra-morbus, faut-il s'en prendre à l'anatomie pathologique? On dirait vraiment, à entendre les plaintes ,
les récriminations de quelques médecins sur l'impuissance de cette
science à nous révéler l'étiologie de ces funestes maladies, que l'on
serait beaucoup plus avancé dans leur histoire, si l'on n'avait pas
interrogé les organes des victimes qu'elles ont faites! Si nous sommes fondés à chercher ailleurs que dans une simple phlegmasie
la cause de la dothinentérie par exemple, n'est-ce pas parce que
nous n'avons point trouvé de rapport entre l'altération des follicules, son étendue, sa gravité etc., et les symptômes de la maladie? Voilà le seul point de départ possible; sans ce précédent nous
ne pouvions avancer qu'à travers d'épaisses ténèbres.

Nous ne saurions, sans sortir des limites de ce travail, rappeler en détail, tous les travaux accomplis sous l'impulsion donnée
par M. le professeur Broussais, sur la pathologie de l'estomac et
des intestins. Si nous en exceptons les ouvrages de Pujol, de Prost,
de Marandel, ils datent tous de quelques années, et il n'est personne qui ne connaisse les belles recherches de MM. Louis, Andral, Hutin, Billard, sur les différens aspects que présente la
muqueuse digestive ; celles de MM. Louis, Andral, Rullier, etc.,
sur les perforations spontanées du ventricule ; les observations
neuves de Dupuytren, Dance, de MM. Husson, Ménières, sur les

tumeurs phlegmoneuses du tissu sous-péritonéal , se développant principalement dans la région du cœcum ; les études de MM. Cruveilhier, Louis sur le ramollissement de la muqueuse stomacale ; de M. Chardel sur la dégénération squirrheuse, de M. Scouttetten sur les lésions qui accompagnent les diverses formes de pyrexies, enfin les travaux entrepris sur la nature des lésions qui existent dans les fièvres graves , et auxquelles MM. Louis , Andral , Chomel, Dance, Bretonneau et plusieurs autres observateurs ont attaché leur nom. (Voy. plus loin l'article *Fièvre*).

Sachons le reconnaître cependant , en renversant beaucoup d'erreurs , notre époque a peut-être immolé quelques vérités. Nous ne parlerons pas de l'existence des gastralgies et des entéralgies, aujourd'hui généralement admise, malgré la proscription systématique qu'on avait voulu en faire il y a quelques années. Mais si l'appréciation physiologique des lésions organiques qui accompagnent le catarrhe, les flux, etc., les a fait rentrer avec raison dans la classe des phlegmasies, et a frappé d'une juste réprobation les théories surannées d'un hypothétisme , avons-nous eu raison d'exclure de notre pathologie tout flux idiopathique que n'accompagnent pas des lésions phlegmasiques? Certes les inductions tirées de l'aspect des matières dans la *liênterie* , *dans le flux cœliaque* reposaient sur des théories absurdes ; mais est-il sage de se faire fort de ces erreurs pour repousser toute vérité qui a avec elle un air de famille? Nous avons déjà cité à l'occasion des catarrhes bronchiques des faits recueillis par M. Andral , et qui prouvent que la diarrhée n'est pas liée constamment à un état inflammatoire. On n'a pas encore prouvé, observe à cette occasion ce professeur, que, par cela même qu'un liquide se sépare du sang dans une proportion insolite, il y ait dans cette partie irritation, exaltation vitale. Est-ce avec plus de raison que l'on a rayé de la nosographie , et fait rentrer dans la gastrite cet état particulier des fonctions sécrétoires du tube digestif , que les anciens avaient appelé *embarras gastrique, intestinal?*

Fièvre. Depuis Galien jusqu'au dix-huitième siècle, la pyrétologie, modifiée par les doctrines qui se partagent successivement le monde médical, et qui toutes se donnaient rendez-vous sur ce terrain litigieux, continua à représenter, sous des dénominations multiples, les maladies aiguës dont on méconnaissait le siége (et la plupart des phlégmasies viscérales étaient dans ce cas). Quand on parcourt, en effet, les cadres des pyrétologistes depuis Fernel jusqu'à Sauvages, il est impossible de ne pas reconnaître dans leurs descriptions tantôt des symptômes propres à une affection irritative du tube digestif ou de l'encéphale, tantôt des entités factices nées du rapprochement de phlegmasies coexistant dans divers appareils. Quelques observateurs d'un grand mérite, notamment Baillou, Baglivi, Chirac, Hoffmann, Stoll, avaient, il est vrai, reconnu là coexistence de phlegmasies locales avec des fièvres ; mais leurs opinions n'avaient pas passé dans la pratique générale, ou bien elles étaient interprétées dans le sens le plus anti-physiologique. Ainsi, loin de regarder le mouvement fébrile comme l'expression symptomatique de ces lésions, on le regardait comme la cause première de tous les phénomènes concomitans. Cependant la lueur que commençaient à répandre sur le siége des maladies les premiers travaux d'anatomie pathologique, tendirent à imprimer à la pyrétologie une marche plus positive à la fin du dix-huitième siècle. « Toute fièvre, dit Bordeu, prend son siége dans l'irritation d'un viscère. » S'il eût su féconder cette idée mère, s'il ne l'eût défigurée par des hypothèses étrangères à la saine physiologie, ébranlée par des assertions opposées qu'il émettait ailleurs, quel jour il jetait sur la pathologie! Pinel avait déjà fait faire un grand pas à la science, en cherchant à rattacher les divers ordres de fièvres aux divers appareils de l'économie. Néanmoins tel était encore l'empire des anciennes idées, que, ne pouvant contester l'existence de phlegmasies que lui démontrait l'autopsie, il les associa à une affection fébrile qui était censée avoir une existence à part. La science attendait une réforme plus radicale : M. Broussais en fut le promoteur.

Pénétré des grandes vues de Bichat sur les sympathies et sur les tissus, appuyé sur de nombreuses recherches d'anatomie pathologique, ce professeur annonça que les fièvres ne sont autre chose que des formes variées de la gastro-entérite. Quoi qu'il en soit de cette doctrine, dont l'*exclusivité* a été combattue par des disciples même du maître, la science a dès lors changé de face. « Chercher, dit M. Andral, dans l'altération d'une ou plusieurs parties du corps le siége et la cause des fièvres essentielles, ne considérer ces fièvres que comme le symptôme d'une affection locale plus ou moins manifeste, s'occuper de combattre cette affection et la fièvre elle-même qui n'en est qu'un effet, voilà ce qui a opéré dans la médecine la plus grande et la plus utile des révolutions. »

Si l'anatomie pathologique ne nous a pas toujours dit le dernier mot, il ne faut pas, payant d'ingratitude les immenses services qu'elle nous a rendus, oublier qu'à l'époque qui précéda son avénement dans la science, Stoll, Tissot regardaient encore l'afflux d'une bile alcalescente et putride dans les intestins comme la cause de *la fièvre bilieuse* et des désordres organiques qu'elle entraîne ; il ne faut pas passer sous silence les théories de Selle, de Stoll sur la pituite, et la part qu'elle prend à la production de *la fièvre muqueuse* (1) ; il faut se rappeler que, sous le nom de *fièvre inflammatoire*, les observateurs des siècles précédens avaient décrit une foule de phlegmasies occupant indifféremment tous les tissus, tous les organes ; sous celui de *fièvres ataxiques*, *malignes*, des affections variées et complexes du cerveau et de ses membranes, ou des phlegmasies gastro-intestinales auxquelles l'irritation encéphalique était subordonnée. Il ne faut pas taire que, si l'on a su rattacher la fièvre hectique à différens états orga-

(1) Pour juger quelle idée Pinel lui-même se faisait de la nature de cette pyrexie, il suffit de ce passage, où il dit : « On sent la nécessité de recourir à l'usage de l'émétique dès les premiers temps *à cause de l'atonie de l'estomac*, des nausées et des vomissemens. (*Nosogr. philos.*, 2e édit.)

niques, notamment à des phlegmasies chroniques dont on ne soupçonnait pas même náguère l'existence, tout cela s'est fait par l'anatomie pathologique, et ne pouvait se faire sans elle.

Toutefois, si les recherches nécroscopiques entreprises pour éclairer l'histoire de ces maladies, nous a conduit à ne voir dans la plupart d'entre elles que des phlegmasies de divers organes, il n'en est plus de même, à notre avis, à l'égard de cette affection tour à tour désignée sous le nom de *fièvre putride, grave, dothinentérie*, et *à fortiori* des typhus proprement dits, de la fièvre jaune, etc. Ici le solidisme nous paraît en défaut, et c'est à des faits empruntés à l'anatomie et à la physiologie pathologiques des liquides que nous croyons devoir emprunter notre opinion. (Voy. le chapitre suivant.)

S'il est peu d'organes plus importans que *le foie* par la nature des fonctions qu'il remplit, il en est peu dont les maladies soient plus obscures. La sensibilité obtuse dont il est doué a souvent fait méconnaître le début de ses maladies; les sympathies insolites qu'elles réveillent, ont plus d'une fois donné le change sur leur véritable siége. Morgagni avait décrit un assez grand nombre de lésions organiques de ce viscère; cependant, si l'on parcourt les nosologistes, dont les tableaux représentent à peu près l'état des connaissances à l'époque où ils écrivaient, on voit Sauvages réduire les maladies du foie à cinq, encore deux d'entre elles sont-elles équivoques (la colique hépatique et l'ictère noir), et une troisième (la jaunisse) n'a-t-elle pas précisément son siége dans le foie; restent l'hépatite et le squirrhe du foie. Les résultats de l'hépatite chronique, qu'il ne nomme pas, sont décrits sous diverses dénominations, et il faut la chercher parmi les obstructions, les maladies calculeuses, bilieuses, etc. Cullen voulait que l'hépatite aiguë eût son siége dans la membrane qui revêt le foie, et l'hépatite chronique dans son parenchyme. Pinel n'a guère mieux fait; il ne décrit pas même l'hépatite chronique; les tubercules, le squirrhe, le cancer et les hydatides sont les seules altérations organiques qu'il mentionne. Portal, dans un ouvrage plus complet que ce qu'on avait écrit avant lui, cita des cas d'hypertrophie de ce viscère; il parla aussi de son atrophie, de son ramollissement, de son induration. Ces lésions de nutrition sont comprises sous la dénomination vicieuse d'*obstructions*. Il semble connaître la fréquence des cas où l'inflammation se propage du tube intestinal aux canaux et à la vésicules biliaire. Néanmoins l'absence de recherches nécroscopiques forme dans cet ouvrage, composé d'ailleurs d'après des vues empiriques, une lacune que l'on ne devait pas attendre de l'auteur de l'anatomie médicale. Pujol est le premier qui ait parlé nominativement de l'hépatite chronique. Depuis, MM. Laennec, Andral, Boulland, Brière de Boismont, etc., ont décrit les diverses transformations de cet organe, les cyrrhoses, les mélanoses, les productions fibreuses, cartilagineuses. Cependant la science attend encore des recherches sur son état anatomique dans les diverses périodes de l'inflammation. Le traitement de ses maladies n'est pas devenu beaucoup plus heureux. Grand nombre de ses altérations ou ne se révèlent qu'à la mort, ou excessivement obscures dans leurs symptômes, ne peuvent fournir d'indications suffisantes au praticien. D'ailleurs ce serait moins à combattre des désorganisations irrémédiables de tissus qu'à les prévenir qu'il faudrait s'appliquer, et sous ce point de vue, l'étiologie des altérations organiques est encore à faire.

Que si nous venions à parler des maladies de la rate, du pancréas, que de questions sans réponse! Pourquoi donc l'anatomie pathologique n'a-t-elle pas jeté sur ces maladies un jour égal à celui qu'elle a répandu sur celles d'autres organes? C'est que là où la physiologie est muette, nous n'interrogeons plus qu'un cadavre! Vérité importante, qui ne tend pas à déprimer l'anatomie morbide, mais à faire sentir qu'il n'y a de médecine possible que dans l'alliance de ces deux sciences, sœurs, mais non point rivales.

L'histoire des maladies dont *le péritoine* peut être le siége,

n'a existé long-temps que dans les collections d'anatomie pathologique. La péritonite elle-même était ignorée, méconnue des
praticiens, bien que les recueils de Bonet, de Schenck, de Lieutaud, de Morgagni, renferment plusieurs observations de cette
phlegmasie à l'état aigu ou chronique; dans aucun on ne trouve
cette lésion décrite sous son véritable nom. Suivant les erremens
de l'époque, on se bornait à discuter sur la fièvre puerpérale,
que le plus grand nombre rapportait à des causes toutes humorales. Quelques médecins, cependant, éclairés par leurs recherches nécroscopiques, soutinrent que cette fièvre était occasionée
par l'inflammation de l'épiploon et des intestins; ne voyant que
le phénomène saillant de la phlegmasie, sans reconnaître l'indé-
pendance pathologique des tissus, vérité dont la découverte était
réservée à Hunter, à Pinel, à Bichat. Hunter annonça que la
fièvre puerpérale reconnaît pour cause la phlegmasie du péritoine, sans que les intestins y participent. Cette importante assertion n'eut toutefois cours dans la science qu'au bout de quelques
années, lorsque Walter à Berlin, Pinel et Bichat à Paris, lui eurent donné la sanction de leurs travaux. Depuis cette époque,
Laënnec, Bayle, MM. Gasc, Broussais, Scoutetten, etc., ont
complété l'histoire de cette importante et terrible maladie. Les
diverses altérations de texture dont cette membrane peut être le
siége, ont été décrites avec cette précision qui est le partage de
nos anatomo-pathologistes modernes; ses rapports avec la métrite
puerpérale, sont mieux connus. (Voy. le chap. VIe.) Enfin, la
plupart des ascites primitives ont disparu depuis que l'anatomie
pathologique nous a mis sur la voie des rapports qui unissent cette
hydropisie à la péritonite, aux obstacles au cours du sang, et à
certaines lésions organiques des viscères (Voy. le chap. suivant.)

Maintenant, si nous cherchons à saisir dans son ensemble l'influence qu'ont exercée les travaux modernes d'anatomie pathologique sur la connaissance des maladies du tube digestif, nous
voyons tout d'abord qu'ils ont opéré une immense révolution

en localisant les fièvres, et en déterminant le mode de lésion le plus commun dans cette classe de maladies ; qu'ils ont fixé notre attention sur la fréquence et l'importance méconnues des phlegmasies de l'estomac et des intestins ; révélé, à proprement parler, l'existence de ces phlegmasies à l'état chronique, et rapproché nombre d'affections morbides érigées à tort en espèces indépendantes, par les nosologistes. Étiologie, diagnostic, thérapeutique, ont été, pour ainsi dire, créés de toute pièce. Ajoutons, pour être vrais, que la physiologie expérimentale et pathologique peuvent réclamer aussi leur part dans ces grands perfectionnemens.

CHAPITRE V.

Maladies générales, et de quelques tissus.

On était fort peu d'accord dans le siècle dernier sur la circonscription des maladies qu'on doit renfermer dans le genre *scrofules*. C'était à des travaux exacts d'anatomie pathologique qu'il appartenait de nous dévoiler la parenté qui existe entre le carreau, la phthisie tuberculeuse, le rachitis et le mal vertébral de Pott, les tumeurs blanches, les indurations tuberculeuses du système lymphatique en général, et même d'après des observations toutes modernes, l'hydrocéphale. Si la nouvelle génération ne paraît pas disposée à ratifier les arrêts de la doctrine physiologique, en ce qui concerne l'étiologie de l'affection scrofuleuse, du moins prend-elle en considération le rôle trop négligé naguère que joue l'irritation dans le développement des altérations organiques qui en sont la manifestation locale. Mais ce qui paraît constater un véritable progrès dans l'histoire de cette maladie, et ce qui pour beaucoup d'autres n'est encore qu'une aberration, c'est le retour à un humorisme rationnel, appuyé sur la double base de l'anatomie et de la physiologie pathologiques et de l'observation clinique. Comment ne pas croire à une altération primitive du liquide régénérateur de l'organisme, quand on observe

les traits de ceux qu'affecte cette déplorable maladie ; ces tubercules se multipliant dans les poumons, dans le mésentère et jusque
dans les os ; ces caries, ces tumeurs, ces ulcérations se montrant
avec des caractères identiques dans toutes les parties du corps ; ce
sang pâle et séreux, arrosant des tissus infiltrés, sans cohésion ?
N'en pouvons-nous dire autant du *scorbut* ? D'où vient cet en-
gourdissement général, cette difficulté à se mouvoir, si ce n'est
d'un sang dépouillé de fibrine, vicié, qui, n'étant plus le stimulant
physiologique des organes, ne provoque plus la contractilité musculaire ? D'où viennent ces ecchymoses, ces hémorrhagies suin-
tant de tous les tissus, si ce n'est d'un sang aqueux, dissous, qui
en traverse les pores comme des filières organiques ?

Quel progrès le solidisme, qui trône exclusivement depuis qua-
rante ans, a-t-il fait faire à la théorie de ces maladies, comme
en général, à celle de toutes les spécificités, la syphilis, les maladies charbonneuses, les fièvres exanthémateuses, typhoïdes ?

Pour nous borner à l'une des formes des affections typhoïdes la
mieux étudiée (fièvre grave), l'occasion de l'observer ne s'offrant
par malheur que trop souvent, voyez quel peu de fruit la pratique
a retiré des excellens travaux des Andral, des Louis, des Bretonneau, sur les lésions des solides. Nous ne voulons pas dire par
là, certes, que ces travaux aient été inutiles à la science ; n'é-
taient-ils pas la prémisse obligée de toute recherche ultérieure ?
N'est-ce pas en désespoir de trouver dans les solides la raison suffisante de certains troubles fonctionnels, que les médecins de nos
jours ont tourné leurs regards vers les altérations des liquides ? Je
ne ferai pas non plus à l'anatomie pathologique le reproche d'avoir
prêté son appui aux écrivains systématiques qui, ne voulant voir là
qu'une gastro-entérite avec adynamie, tentèrent d'enclouer la thérapeutique dans les limites d'une doctrine débordée de toutes parts
par les faits. S'il était permis d'imputer aux choses elles-mêmes
l'abus qu'on en fait, que ne serait-il pas permis d'incriminer ici bas !
Mais qui nous a ramené, en définitive, après bien des ballottemens
inévitables, à des idées plus larges sur l'étiologie des affections

typhoïdes? Le cadavre interrogé sans prévention ne nous montre-t-il pas l'impossibilité d'expliquer par une lésion des follicules de Peyer, fût-elle spécialement propre à cette maladie (ainsi que le professe M. Louis), fût-elle constante (ce que nie M. Chomel), ces affections terribles, avec leur cortége de putridité, la désagrégation du sang, la fétidité des excrétions, la teinte noire et le ramollissement des tissus, les escarres, cette stupeur qui empreint sur les traits du typhoïque un masque de mort, la stase mécanique du sang dans les viscères? Que cette affection et ses congénères soient dues à une modification primitive, à un affaissement de la force vitale, par suite de laquelle les lois physiques tendent à reprendre leur empire, comme sur une matière organique, ou que cette dissociation générale des élémens organiques résulte de l'action d'un miasme, d'une substance toxique sur le sang et le système nerveux (elle ne pourrait agir sur l'un sans agir sur l'autre), toujours est-il que l'économie tout entière est atteinte, puisque le sang et le système nerveux le sont, et qu'un traitement qui s'adresse à quelques lésions locales peut bien atténuer quelques épiphénomènes, mais ne sera, à tout prendre, qu'une médecine des symptômes, et n'empêchera pas le malade de mourir, souvent avant que la réaction inflammatoire n'ait eu le temps de s'établir. Déjà quelques essais thérapeutiques, entrepris dans une direction plus large, promettent des résultats plus heureux que ceux que l'on obtenait naguère. L'emploi des purgatifs, des chlorures, du musc, de l'oxide rouge de mercure dans cette maladie, témoignent d'un retour à des idées moins exclusives, et partant plus progressives. C'est ainsi qu'il appartenait à l'anatomie pathologique de confirmer les profondeurs et la vérité de quelques opinions entrevues par le génie observateur des anciens, qui, faute de pouvoir en donner une explication rationnelle, les avaient entremêlées d'hypothèses inadmissibles.

Si la partie descriptive des *maladies de la peau* a atteint de nos jours ce haut degré de précision et d'exactitude, dont la pra-

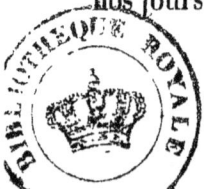

tique de l'anatomie pathologique a introduit en quelque sorte
l'habitude, leur étiologie n'a pas avancé dans la même proportion. Lorry insistait, dans le siècle dernier, sur la nécessité de
distinguer celles qui sont sous la dépendance des maladies internes, de celles qui sont produites par un travail purement lo-
cal. Le solidisme exclusif qui a dominé depuis le commencement
de ce siècle, nous a trop fait perdre de vue ce point important.
Le reproche qui a été adressé aux dermatophiles de notre âge,
d'avoir multiplié les espèces nosologiques, sans tenir compte des
affections générales cachées derrière, devait donc s'adresser
beaucoup plus à l'époque et à l'imperfection de nos connaissances
actuelles, qu'aux travaux de ces savans investigateurs. Un moment viendra peut-être, où l'anatomie et la chimie pathologiques
des liquides, encore à naître, jetant un jour précieux sur ces affections miasmatiques, sur ces diathèses, dont le seul nom eût
soulevé, il y a peu d'années, un *tolle* général : un moment viendra où l'on sentira le besoin de rattacher à des modifications profondes de la nutrition et des sécrétions ces états si divers. « L'observation de chaque jour rend de plus en plus frappante cette
vérité, dit M. Rayer, que l'étude des maladies de la peau ne peut
être séparée de la pathologie générale et de celle des autres affections morbides, avec lesquelles elles ont des rapports nombreux
et variés (1). » Mais il n'en est pas moins vrai que, pour procéder avec méthode et sécurité, il faut, comme le remarque l'auteur de l'important ouvrage que nous citons, partir de la considération des individualités morbides appréciées sous leurs divers
points de vue, analysées dans tous leurs élémens. Reconnaissons
donc les grands services qu'ont rendus à la science, par leurs pa-
tientes recherches, ou par leurs savantes investigations Willan,
Bateman, Plenck, MM. Rayer, Alibert, Biett et leurs élèves.
Souhaitons que de nouveaux travaux sur l'anatomie normale et
pathologique des tissus où les lésions vraiment élémentaires ont

---

(1) *Traité des maladies de la peau*, 2ᵉ édit. Paris, 1835.

leur siége, permettent d'établir des classifications de plus en plus
rigoureuses, que des recherches sur les mutations profondes que
subissent probablement les liquides dans certaines diathèses,
jettent quelque lueur sur les conditions organiques de leur spécificité.

L'anatomie pathologique a fait voir que la plupart des *hydropisies* regardées naguère comme essentielles, étaient en réalité
symptomatiques de différentes lésions organiques préexistantes.
A tous ces romans physiologiques imaginés par la vicille pathologie, à ces idées vagues d'obstructions, à ces vues *à priori* sur
la dissolution du sang, etc., on a substitué des faits précis, des
observations exactes, qui ont permis de rapporter à leur véritable cause, 1° cette classe importante d'épanchemens, conséquence
presque obligée des phlegmasies chroniques des viscères, ou des
séreuses des cavités splanchniques; 2° cet ordre non moins nombreux de collections et d'infiltrations du tissu cellulaire, qui
sont sous la dépendance de désordres antérieurs dans les voies
circulatoires, et se forment en quelque sorte d'une manière mécanique. Nous y comprenons ces cas curieux *signalés* par M. Bouillaud, un des premiers, et dans lesquels l'hydropisie était subordonnée à l'obturation des gros vaisseaux veineux par suite d'une
inflammation, ou de la présence de caillots sanguins dans leur
intérieur : ceux où elle résulte de la dégénérescence d'un viscère.

Parmi les hydropisies idiopathiques, nous citerons d'abord celles que l'investigation cadavérique nous démontre être sous la dépendance directe d'une phlegmasie franche, genre d'affections
presque toujours méconnues dans leur nature par nos devanciers,
uniquement préoccupés de l'idée d'éliminer l'amas de sérosité
épanchée. On n'a peut-être pas accordé assez d'attention, ainsi
que le remarque M. le docteur Pingeon, à la facilité avec laquelle
les inflammations s'accompagnent, dans certaines constitutions
gorgées de sucs, chez les enfans notamment, de ces épanchemens

séreux, et compliquent rapidement les irritations encéphaliques, abdominales, arthritiques, etc. (1).

Relativement aux hydropisies qui dépendent d'un état particulier du sang , leur existence , plus rare sans doute qu'on ne le croyait autrefois , me semble néanmoins infiniment probable. Si l'anatomie pathologique , solidiste comme l'époque , a paru d'abord éloigner de semblables présomptions, étudiée dans un esprit moins exclusif , elle leur donnera peut-être un jour, à l'aide de la chimie organique, les caractères de l'évidence.

CHAPITRE VI.

De l'influence de l'anatomie pathologique sur quelques parties spéciales de la pathologie, et de son application à plusieurs des sciences médicales.

L'habitude où l'on était jadis, de livrer le traitement *des maladies des femmes* aux accoucheurs, et d'en faire un ordre à part dans la pathologie , par l'opinion exagérée que l'on se faisait de l'autocratie de l'utérus, explique en partie , comment cette branche de la médecine n'a pas ressenti peut-être , autant que d'autres, l'impulsion communiquée à la médecine depuis un demi-siècle. On peut facilement se convaincre néanmoins, en lisant par exemple le traité d'Astruc , qui passait pour le plus complet en ce genre à la fin du dix-huitième siècle , que la science n'est pas non plus restée stationnaire sur ce point. Ainsi les dégénérescences diverses de la matrice , ses nombreuses altérations de forme, de volume, de situation, leurs rapports avec les divers états organiques dont cet organe est le siége sont mieux connus. La métrite aiguë , dont l'histoire anatomique réclame encore aujourd'hui

---

(1) Ce phénomène avait tellement frappé le célèbre observateur C. Lepois (C. Piso), qu'il en avait fait la base d'une théorie médicale. (*Voyez* son Traité *De morbis à serosâ colluvie ortis.*)

bien des recherches, n'était guère reconnue que sous sa forme traumatique. Astruc avait soupçonné plutôt que démontré son existence dans des cas désignés sous le nom de fièvres *puerpérales malignes*. D'ailleurs il n'avait pu reconnaître, vu l'imperfection des connaissances de son temps sur l'anatomie de texture, sa co-existence avec la péritonite. La phlébite utérine, qui serait, selon quelques observateurs modernes, l'une des formes les plus graves de certaines métrites, n'avait pas été non plus soupçonnée par nos devanciers, auxquels la présence d'un pus blanc, lactescent, dans ce viscère, en avait d'autant plus facilement imposé, que ce fait corroborait les idées humorales de ce temps sur le transport du lait et des lochies dans toute l'économie. Quelqu'opinion qu'on adopte à cet égard, qu'on regarde ce pus comme sécrété par les vaisseaux enflammés, ou le produit de cette absorption purulente qui a lieu également par les vaisseaux lymphatiques à la surface interne de l'utérus, et dont MM. Velpeau, Cruveilhier (1), Duplay, Tonnelé, etc., ont démontré l'existence, nous savons du moins qu'il y a métrite, dans un cas comme dans l'autre, et nous trouvons là l'explication la plus satisfaisante de ces fièvres puerpérales à forme typhoïde, résultat d'une véritable intoxication. Il paraît qu'il faudrait rattacher aussi aux affections putrides, au moins dans un certain nombre de cas, ce *ramollissement* de *l'utérus*, ou *métrite gangreneuse*, sur laquelle MM. Danyau, Tonnelé, Wenzel et Luroth ont appelé l'attention. Diverses complications de la métrite péritonéale, notamment ses formes bilieuses ou gastriques, les abcès de la région hypogastrique, la phlegmasie des symphyses, la *phlegmatia alba dolens*, dont nous avons déjà eu occasion de parler, ont fourni matière à d'utiles recherches. L'histoire de la métrite chronique qu'Astruc semble indiquer sous le nom de *métrite squirrheuse*, mais dont il ne donne aucune description symptomatologique ou anatomique, est, comme la plupart des phlegmasies affectant ce type, toute de création moderne, et l'un des résultats de l'application de l'a-

_____

(1) *Anatomie pathologique*, in-folio, avec fig, col, 13ᵉ livraison.

natomie morbide à l'analyse des maladies; ses rapports avec le squirrhe, la connaissance exacte des diverses transformations ou productions organiques de l'utérus, le mode de développement, les périodes diverses des affections cancéreuses, ne sont bien connues, bien décrites, que depuis les travaux de Bayle, et plus récemment de MM. Récamier, Cruveilhier, Breschet et Ferrus, Dugès, etc. (1). Si le passage de la métrite chronique au squirrhe n'est plus aussi fréquent, si le traitement en est plus heureux, s'il a été donné à la chirurgie moderne de porter avec succès le caustique et le fer jusque sur le col utérin, c'est grâce à la précision que les recherches d'anatomie pathologique ont introduite dans le diagnostic de ces affections. C'est à elle que l'on doit aussi le discrédit de ces théories vicieuses sur le squirrhe, les ulcères de la matrice, et le traitement plus rationnel qu'on leur oppose (2), des connaissances plus complètes enfin sur les différentes lésions des ovaires (3).

(1) Dans l'opinion la plus généralement répandue au siècle dernier, le cancer était une production anormale, indépendante des tissus au milieu desquels elle vit. Adams et Hunter lui-même le firent consister dans la présence d'hydatides vivant en ennemies au sein de l'organisme. Laënnec, qui décrivit avec talent les cancers nommés par lui colloïde et encéphaloïde, les regarda néanmoins aussi comme se formant de toutes pièces. Bayle, qui a donné l'histoire la plus exacte qu'on eût encore du cancer sous ses diverses formes, resta indécis sur la question. Aujourd'hui MM. Broussais, Ferrus et Breschet, Andral, Cruveilhier, semblent avoir fait prévaloir une doctrine contraire, savoir : la formation du cancer par le dépôt d'une matière concrète d'aspect variable dans les mailles du tissu cellulaire. Les travaux modernes tendent à restreindre le sens autrefois un peu vague de cette expression, en l'appliquant seulement à deux tissus, le cancéreux et l'encéphaloïde, confondus à tort, ainsi que le démontre bien M. le professeur Bérard (*Dict. de méd. prat.*). La mélanose n'est pour ce pathologiste qu'un accident du cancer. Relativement à la matière colloïde, il règne encore beaucoup d'incertitude dans la science.

(2) Pour juger de l'empirisme qui régnait encore dans la dernière moitié du dix-huitième siècle, il faut voir Astruc mentionner, entre autres panacées, *le sirop de fiente d'âne* contre la leucorrhée !...

(3) Une appréciation plus exacte des signes propres aux phlegmasies rénale, vésicale surtout, à l'état aigu et chronique, des connaissances plus précises sur la nature des désorganisations qu'y opère l'inflammation, voilà à peu près les seuls progrès que nous puissions signaler dans la pathologie interne des voies urinaires, considérées médicalement et dans ses rapports seulement avec l'anatomie pa-

Avant que l'anatomie et la physiologie pathologiques n'eussent porté leur flambeau dans le chaos de l'antique nosologie, *les maladies de l'enfance* étaient considérées comme constituant un ordre à part, en dehors de la pathologie commune, une classe d'affections spéciales réclamant une thérapeutique particulière. Au lieu de se livrer à des recherches expérimentales sur ces maladies, on commença par supposer des causes générales, auxquelles on voulut tout rapporter ; l'accroissement, la dentition, et surtout les vers intestinaux, y jouaient le principal rôle.

Les perfectionnemens récens des connaissances médicales, et la bonne direction imprimée par MM. Baron, Auvity, Jadelot, Guersent, Billard, à cette branche intéressante de la pathologie, ont enfin appris que les enfans sont sujets aux mêmes affections que celles qui nous atteignent, qu'ils peuvent même les éprouver dans le sein de leur mère, et les apporter en naissant ; qu'il y avait une grossière méprise à ne voir que faiblesse dans ces maladies, et beaucoup d'ignorance à ne leur opposer que le sirop de chicorée ou les anthelmintiques. Parmi les maladies qui atteignent plus spécialement l'enfance, et dont la connaissance s'est particulièrement perfectionnée depuis les travaux anatomiques, nous avons cité déjà le croup, la coqueluche, l'hydrocéphale, le carreau (mésentérite tuberculeuse). Citons encore l'endurcissement du tissu cellulaire chez les nouveau-nés, étudié notamment par MM. Auvity, Breschet, Dugès, Billard ; la stomatite gangreneuse (Baron, Guersent, etc.) ; le muguet, la gastrite et l'entérite, la pneumonie sous leurs diverses formes, le ramollissement gélatiniforme de l'estomac (Cruveilhier) ; la cyanose, enfin la pathologie du fœtus ébauchée par le laborieux Billard (1), et qui attend du zèle de nos anatomo-pathologistes de nouvelles recherches. L'impulsion communiquée à la science, s'est étendue du reste à toutes les branches de la pathologie spéciale. Ainsi l'histoire *des*

thologique. Une grande obscurité règne encore dans la science sur les dégénérations nombreuses que l'on trouve dans les reins.

(1) *Traité des maladies des enfans nouveau-nés et à la mamelle*, 3ᵉ édit., avec des notes, par M. Ollivier d'Angers. Paris, 1837, in-8.

maladies de l'oreille, créée en quelque sorte par M. Itard dans une monographie modèle, celle des fosses nasales, celle de l'organe de la vision, ont acquis une exactitude, une précision que doit lui envier la pathologie interne. En aucune partie de la pathologie, l'anatomie pathologique ne s'est associée avec plus de bonheur à l'observation clinique.

Application de l'anatomie pathologique à diverses branches des sciences médicales.

Qui pourrait contester que *la chirurgie* doit surtout à l'anatomie pathologique ce caractère rationnel que lui ont donné les grands praticiens de notre époque? N'est-ce pas à l'anatomie et à la physiologie pathologiques que l'on doit la théorie des maladies chirurgicales? Comment entreprendre consciencieusement des opérations sur des tissus qui auraient subi des transformations inconnues, contracté des rapports insolites, et sur la curabilité desquelles on ne peut prononcer? Comment plonger l'instrument dans des productions dont on ne connaîtrait pas la structure, sur le développement, la marche, la terminaison desquelles on n'a point de données? Aussi voyons-nous le grand Desault ouvrir tous les cadavres, et favoriser de tout son ascendant l'impulsion vers les études anatomiques; Dupuytren y puiser les sources de cette supériorité de diagnostic qui le distingua dans sa brillante carrière, et les plus célèbres opérateurs de nos jours se distinguer par leurs profondes connaissances en anatomie pathologique. Grâces à ce progrès remarquable, la chirurgie n'est plus un art mécanique, l'opérateur un artiste plus ou moins habile, mais un praticien qui vient, à défaut d'autres ressources, porter le fer, cet ultimatum du thérapeutiste, dans des parties dont il connaît d'avance les conditions organiques, et favoriser les procédés que la nature emploie pour assurer la guérison.

Par un échange heureux de services, l'anatomie morbide, qui reçoit tant de lumières de l'*anatomie normale*, à son tour reflète sur elle de nouvelles clartés. « C'est, dit un des médecins de nos jours, qui certes doit le mieux s'y connaître (M. le professeur Cruveilhier), c'est que rien ne fait mieux apprécier les formes, les rapports de conformation, tant intérieure qu'extérieure, dans l'état sain, que l'examen, approfondi des lésions dans ces formes, et dans les rapports de cette conformation. » Connaît-on jamais mieux un objet, en effet, que quand on l'a étudié sous un plus grand nombre de faces? Mais c'est surtout à l'anatomie de texture que l'investigation cadavérique a fourni les données les plus lumineuses. C'est elle, ce sont les belles vues de Bordeu, de Hunter, de Pinel sur la distinction des tissus dans les phlegmasies qui fournirent à notre immortel physiologiste ces germes féconds dont il fit éclore une nouvelle science. Voyez-le revenant sans cesse à la nécropsie, comme à la pierre d'achoppement, dans les cas sur lesquels il reste quelque doute. Voyez vos pathologistes en contestation sur l'existence de tel ou tel élément anatomique, de tel ou tel tissu, demander à l'examen cadavérique des preuves décisives.

Plusieurs médecins, notamment en Allemagne l'illustre Meckel, ont fait servir principalement l'anatomie pathologique aux recherches *organogénériques*. Les monstruosités, qui dans le dix-huitième siècle servirent de texte aux opinions les plus ridicules, aux préjugés les plus absurdes, étudiées de nos jours à la lueur de l'anatomie et de la physiologie pathologiques, ont été ramenées aux lois qui règlent l'évolution organique par les travaux des Meckel, des Tiedemann, des Sœmmerring, des Serres (1), des Geoffroy Saint-Hilaire (2), des Breschet, etc.

Un des hommes qui ont attaché le plus utilement leur nom à la restauration médicale, en ralliant l'anatomie à la physiologie, HALLER, comprit quels secrets importans la science de la vie pouvait

(1) *Recherches d'anatomie transcendante et pathologique*. Paris, 1832, in-4.
(2) *Philosophie anatomique*, t. II, Monstruosités. Paris, 1823, in-8. — *Ibid.*, Geoffroy Saint-Hilaire : *Histoire des anomalies de l'organisation*. Paris, 1832-1836, 3 vol. in-8.

tirer de la science de la mort, et recommanda l'étude des lésions
organiques comparée avec l'observation clinique, comme éminemment propre à éclairer les rapports des fonctions entre elles. Nos
anatomo-pathologistes ont réalisé les vues du grand expérimen-
tateur. Outre le profit qu'on a tiré de l'anatomie morbide pour
la physiologie proprement dite, notamment pour celle du système nerveux, *la physiologie pathologique*, qu'on ne songeait
pas naguère à rattacher aux connaissances anatomiques, et qui
servait de commentaire aux théories les moins rationnelles, la
physiologie pathologique, ou plutôt une science nouvelle, est née
de l'étude des lois qui régissent l'économie dans les conditions diverses où les placent les maladies. Les fonctions pathologiques ont
été ralliées aux différentes lésions des organes, comme les fonctions régulières aux organes sains.

Enfin *la médecine légale*, cette science complexe, composée
d'emprunts faits aux diverses branches de nos connaissances, a
puisé dans l'anatomie pathologique ses élémens les plus précieux
de certitude, par l'observation des lésions que laissent à leur suite
les poisons, ou l'action des différens corps étrangers, comparée à
celle que produisent les maladies, l'âge, la décomposition cadavérique, ou certains vices de conformation.

Conclusion. Qu'il nous soit permis, arrivé au terme de notre
tâche, de jeter un dernier coup d'œil sur l'ensemble de la question dont nous avons tenté d'analyser les élémens.

Ce n'est pas seulement, en effet, par une critique de détails,
ce n'est pas en se plaçant au point de vue rétréci d'une époque,
qui nous fera partager ses préventions comme ses exclusions, que
l'on peut résoudre de tels problèmes, qui, renfermés, au premier
aspect, dans un certain ordre de faits, se rattachent en réalité à
tout, vous mènent, quoi que vous en ayez, à creuser jusqu'aux
bases de toute certitude en médecine. Notre synthèse, plus large,
doit embrasser aussi la marche de la science à travers les siècles,
et dans ses rapports avec les lois immuables de l'esprit humain.

M. Ampère a démontré, dans sa belle classification des connaissances humaines, que l'homme considère les objets de ses études, quels qu'ils soient, sous quatre points de vue successifs. Les sciences, en effet, bien que différant entre elles, n'en présentent pas moins, nous le faisions remarquer en commençant ce travail, *un rapport général*, comme provenant toutes de l'emploi d'un même instrument, l'esprit humain. Ces quatre points de vue successifs, sont :

1° *La simple observation* des phénomènes, d'après la manière dont ils frappent nos sens ;

2° *L'analyse* de ces phénomènes ;

3° Leur comparaison, leur classification, *les lois* des faits ;

4° *La théorie*, ou la raison de leur existence.

Ainsi dans l'astronomie, on a commencé par l'étude des apparences célestes (système de Ptolomée) ; puis on a analysé ces apparences, on en a déduit les mouvemens réels (système de Copernic). Plus tard on a posé *les lois géométriques* de ces mouvemens (lois de Képler) ; enfin on a recherché les causes qui régissent ces lois (gravitation de Newton). De même, dans l'étude du globe, on passe de la *géographie physique* (étude de la conformation extérieure), à la *minéralogie* (analyse des élémens qui le composent), puis à la *géognosie* (lois de leur situation respective), enfin à la *géologie* (théorie de la terre). De même dans la zoologie, à Buffon, qui étudia *les caractères extérieurs* des animaux, succède l'analyse anatomique de Cuvier ; ses travaux et ceux de M. Geoffroy St-Hilaire sur les lois de l'organisation comparée. Aujourd'hui, la science tend à s'élever à la théorie de l'organisation animale.

Appliquant à l'histoire de la médecine les idées de ce savant illustre, nous y retrouvons les quatre points de vue sous lesquels peut se considérer toute science.

1° *L'observation des apparences extérieures des maladies,* ou l'étude des symptômes (les hippocratistes. Cette première époque est la plus longue, car les faits manquent encore de prémisses, et l'observation ne marche qu'à pas lents, à travers les tâtonnemens de l'expérience).

2° *Leur analyse philosophique par l'étude des organes*, l'alliance de l'anatomie et de la physiologie, et leur application à la pathologie (deuxième époque ; elle commence à Morgagni, Haller, Bichat, et se continue jusqu'à nous. L'ardeur infatigable avec laquelle ce nouvel ordre de recherches a été poursuivi, a triplé, pour ainsi dire, la durée du court intervalle qu'elles remplissent).

3° Une troisième époque s'annonce, de laquelle doit sortir la connaissance *des lois* qui régissent les phénomènes de l'organisation dans l'état normal et pathologique. Nous avons signalé cette nouvelle tendance de l'anatomie pathologique.

4° A cette période seulement pourra succéder *une théorie* susceptible d'embrasser l'ensemble de la science. Alors la médecine aura perdu son caractère conjectural. Considérées de ce point de vue philosophique, les tentatives faites jusqu'ici pour théoriser nos connaissances (notamment celles qui ont rempli la première époque de la médecine, sans grand profit pour elle, et souvent à son détriment), peuvent donc être regardées comme des *épiphénomènes, des faits exceptionnels dans le développement régulier de la science* (1) ; aussi n'en reste-t-il que le souvenir, et n'ont-elles pas empêché l'anatomie pathologique de venir, au temps qui lui était marqué par les lois de l'esprit humain, prendre la place que lui assigne la nature même des choses, et qu'il n'est au pouvoir de personne de lui enlever.

(1) Remarquons que si la théorie de M. Broussais renferme l'explication la plus compréhensible qu'on ait encore donnée des faits, c'est que ce réformateur a pris pour point de départ les progrès des sciences physiologiques et anatomiques, et que nous approchons davantage de ce qu'on pourrait appeler l'*époque organique des sciences.*

FIN.

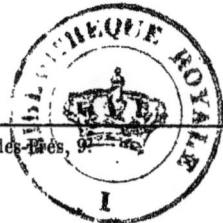

www.ingramcontent.com/pod-product-compliance
Lightning Source LLC
Chambersburg PA
CBHW071218200326
41519CB00018B/5588